精神心理卫生科普系列

精神心理疾病护理与康复

主编 刘小娟 田玉梅

陕西新华出版传媒集团

陕西科学技术出版社

图书在版编目（CIP）数据

精神心理疾病护理与康复／刘小娟，田玉梅主编. — 西安：陕西科学技术出版社，2019.7（2021.3重印）
（精神心理卫生科普系列／戴尊孝主编）
ISBN 978 - 7 - 5369 - 7410 - 4

Ⅰ. ①精… Ⅱ. ①刘… ②田… Ⅲ. ①心理疾病 - 护理学 ②心理疾病 - 康复医学 Ⅳ. ①R395.2

中国版本图书馆 CIP 数据核字（2018）第 262144 号

精神心理疾病护理与康复

刘小娟　田玉梅　主编

策　　划	宋宇虎	
责任编辑	高　曼　潘晓洁　付　琨	
封面设计	曾　珂	

出 版 者　陕西新华出版传媒集团　　陕西科学技术出版社
　　　　　西安市曲江新区登高路 1388 号 陕西新华出版传媒产业大厦 B 座
　　　　　电话（029）81205187　传真（029）81205155　邮编 710061
　　　　　http://www.snstp.com

发 行 者　陕西新华出版传媒集团　　陕西科学技术出版社
　　　　　电话（029）81205180　81206809

印　　刷　陕西思维印务有限公司

规　　格　787mm×1092mm　　16 开本

印　　张　9.5

字　　数　133 千字

版　　次　2019 年 7 月第 1 版
　　　　　2021 年 3 月第 2 次印刷

书　　号　ISBN 978 - 7 - 5369 - 7410 - 4

定　　价　39.80 元

精神心理卫生科普系列编委会

《精神心理疾病护理与康复》编委会

前　言

　　随着社会经济的发展与医学科学的进步,人类疾病谱在近年已发生了明显的变化,精神疾病已成为影响人类健康的最主要疾病之一,众所周知,精神疾病的护理和康复在精神疾病的防治中至关重要。为了消除广大患者对精神障碍的恐惧、不安及焦虑,向家属宣教精神疾病相关知识,使其更好地照护患者,促进患者康复、回归社会,我们编写了《精神心理疾病护理与康复》,这本书是以问答形式,以通俗易懂的语言阐述了精神科常见疾病的护理与康复等相关知识,对精神科常见疾病(如精神分裂症、双相障碍、儿童青少年精神障碍、老年精神疾病、睡眠障碍及药物依赖等疾病)的发生、发展、原因,常见检查项目,相关治疗方法,预防及注意事项,家庭护理、康复治疗项目、治疗方法及精神疾病的药物治疗、副作用的识别处理等均有涉及,切实贴近患者、家属及广大民众之所需。本书重点突出,密切联系实际,力求做到既内容广泛又言简意赅,条理清楚,易于理解。

　　越来越多的人已认识到精神疾病护理和康复的重要性,编者们在编写过程中始终感到荣誉和责任。各位编者均是长期从事精神科临床一线的工作者,以高标准、严要求完成了编写任务,但因写作水平有限,书中难免有不妥或不足之处,恳请各位读者不吝指教,以便日后修订。

编　者
2018 年 12 月

目 录

🍃 1. 什么是精神健康

心理健康,也就是精神健康,是指一个人在认识、情绪、意志、行为和个性心理等方面都处于良好的状态。判定心理健康的标准有许多种,比较公认的标准为:正常的智力、健全的意志、平静的情绪、愉快的气质、良好的适应力以及充沛的潜能等。

🍃 2. 心理健康的标准是什么

一般说来,心理健康的人都能够善待自己,善待他人,适应环境,情绪正常,人格和谐。心理学家认为,人的心理健康包括以下 7 个方面:智力正常、情绪健康、意志健全、行为协调、人际关系适应、反应适度、心理特点符合年龄。

🍃 3. 什么是精神疾病

精神疾病指严重的心理障碍,患者的认识、情感、意志、动作行为等心理活动均可出现持久的、明显的异常;不能正常地学习、工作、生活;动作行为难以被一般人理解;在病态心理的支配下,有自杀或攻击、伤害他人的动作行为。

🍃 4. 什么是抑郁症

抑郁是人们生活中体验到的一种不良情绪,也有许多医师称其为"情绪感冒。"可想而知,抑郁症是一种非常普遍的疾病。患者经常表现为情绪低落、沮丧、忧伤、苦闷、兴趣减退、对前途悲观失望,自觉疲乏无力或精神不振,还有一些患者会产生说不清楚、不能确定的身体不适感,甚至出现坐立不安、心慌、出汗、睡眠障碍以及食欲、性欲的改变,严重者还会出现自杀、自伤行为。抑郁症主要是人的情绪受到影响,智力和意识方面没有改变,所以患抑郁症的人可以放心,只要积极接受恰当的治疗,完全可以正常地工作、生活和学习。

5. 抑郁症的常见症状有哪些

抑郁症患者以心境低落、思维迟缓、认知功能损害、意志活动减退和躯体症状为主。

6. 什么是躁狂症

躁狂症是一种情感障碍,患者自我感觉非常良好,情绪高涨、轻松、愉快、乐观,整日无忧无虑,处于一种非常愉快的状态,似乎是世界上最快乐的人,话多,好管闲事,有时还会显得轻浮,行为不检点,花钱大手大脚。随着症状的加重,还会出现吹牛、夸大、好发号施令等行为,稍不如意就冲动发脾气等,社会功能明显受到影响。

7. 躁狂症的常见症状有哪些

(1)心境高涨　患者表现出轻松愉快、洋洋自得、喜形于色的神态。

(2)思维奔逸　联想过程明显加快,概念接踵而至,说话声大量多,滔滔不绝,因注意力分散,话题常随境转移,可出现观念飘忽、音联意联现象。

(3)精神运动性兴奋　躁狂症患者喜热闹,主动与人亲近,与不相识的人也一见如故,与人逗乐,爱管闲事,好打抱不平,凡事缺乏深思熟虑。并可见躁狂、攻击行为。

(4)自我评价过高,情绪起伏大,行为及情绪异常,食欲、性欲一般是增强的,睡眠需求减少。

8. 什么是强迫症

强迫症,是以强迫观念、强迫冲动或强迫行为等强迫症状为主要表现的一种神经症。患者深知这些观念和行为不合理、不必要,但却无法控制或摆脱,因而焦虑和痛苦,比如反复检查,反复洗手,反复计数等。强迫性思维、表象、恐惧或冲动也可发生在一些正常人身上,尤其在关于性冲动和攻击性冲动方面。但与强迫症不同的是,其症状并不持续,只是偶尔出现。强迫症的特点是患者明知不对但无法控制,所以非常焦虑和痛苦。

9. 什么是情感障碍

心境障碍既往称为情感障碍,是指以心境或情感异常改变为主要临床特征的一组精神障碍,表现为情感高涨、精力旺盛、言语增多、活动增多,称躁狂状态;情感低落、快感缺乏、精力下降、兴趣减少、活动减少,称抑郁状态;严重时伴有幻觉、妄想、紧张症状等精神病性症状。

10. 精神疾病的病因是什么

精神疾病的发病原因有许多,至今还不是十分清晰。通常在多种原因的共同作用下才会发病,家族患病史是精神病患者的首要发病原因。一些免疫系统疾病患者得精神疾病的概率也很高。

11. 什么是躯体疾病所致的精神障碍

躯体疾病所致的精神障碍是指患者在患肝脏疾病、肾脏疾病、甲状腺疾病、系统性红斑狼疮、血液病、心脏病、肺炎等内外科疾病的病程中所表现出来的精神异常。这类异常常与躯体疾病有一定的因果关系,一般起病急,表现为糊涂、不认人、乱打闹等,躯体疾病好转后精神异常会自动消失。

12. 什么是脑器质性精神障碍

这是一组由发生在脑部的疾病引起的精神异常,脑部疾病包括脑萎缩、脑血栓、脑出血、脑炎、脑外伤、脑肿瘤、癫痫等,主要表现为糊涂、不认人、智力减退、性格改变、幻觉、妄想、抑郁、狂躁、失眠、健忘等,常见疾病有老年性痴呆、血管性痴呆等。

13. 精神疾病的早期症状有哪些

精神疾病的早期症状主要有 5 种：

（1）行为 行为怪僻或难以理解,喜欢孤独、不近人情,生活懒散,或以打人为快、骂人为乐,喜欢穿着打扮或整天忙碌又不知所为。

（2）能力 注意力、理解力、思维力、记忆力、观察力、想象力、创造力等迅速下降。

（3）情绪 一反常态,表现出与往常不一样的情绪活动,如过分高兴、异常忧虑,或者过度热情、非常冷漠。

（4）心理 敏感多疑。

（5）性格 热情好客的人变得冷漠,原先文静善思的人变得暴躁不善思。

14. 心境障碍有哪些特点

心境障碍是指以明显而持久的心境高涨或心境低落为主的一组精神障碍。伴有相应的认知和行为改变,严重者可有幻觉、妄想等精神病性症状。大多有反复发作倾向,治疗缓解后或发作间期精神状态基本正常,但部分患者会有残留症状或转为慢性。

15. 精神疾病分为哪几类

精神疾病可分为精神分裂症、狂躁抑郁性精神病、更年期精神病、偏执性精神病及各种器质性病变伴发的精神病等。

16. 练气功是否会导致精神疾病

练气功本身不会导致精神疾病,其根本原因在于这类患者往往在学练气功之前就具有精神障碍倾向,加上对所学功法的理解有误或忽视了心理因素在练功时的影响而致。

17. 精神疾病是家庭原因造成的吗

一般来说,精神分裂症的发病都有一定的诱发因素,发病与该患者的先天素质、家庭教育环境、曾经的经历等有关,诱发因素也是比较关键的,因为他无法很好地应对外来刺激,心理防御机制不健全而发病。

18. 内向的人易患精神病吗

一般性格内向的人心理承受力是比较脆弱的,情感也比较敏感,对生活中遇见的一些事不能释怀,所以内向的人更易患精神病。

19. 患有精神疾病的人,都是因为受到了刺激吗

从精神病病因的角度来分析,说精神疾病都是由精神刺激引起的,这个论断是不全面或有失偏颇的。对于应激反应和神经症之外的精神疾病,一般认为精神刺激是外因,而非原发因素。

20. 神经病与精神病是不是一回事

神经病和精神病不是一回事,它们有质的区别。神经病是指人身体上的神经或神经系统出现器质性病变,通俗点说就是肉体上的病,如半身不遂、肌肉萎缩等,要到医院的神经科就诊,一般患者自己是有意识的,知道有病了要就医。精神病是指患者的认知、情感、意志、动作行为等心理活动出现持久的、明显的异常,主要是思想意识形态上的病。

21. 精神疾病和精神障碍是一回事吗

精神疾病是指在各种生物学、心理学以及社会环境因素的影响下,大脑功能失调导致认知、情感、意志和行为等精神活动出现不同程度障碍的疾病。精神障碍,也就是人们常说的精神失常。精神失常有轻有重,轻者称非精神病性障碍,重者称精神病。

22. 精神障碍（疾病）是不是就是精神病

很多人看到"精神"两字就想到"精神病"，误以为"精神障碍"就是"精神病"。但实际上，精神病与精神疾病的含义并不相同。精神病在使用中并不是一个严格的概念，它特指具有明显"精神病性症状"的精神障碍，相当于人们常说的重型精神障碍。最典型的精神病包括精神分裂症、躁狂症和重型抑郁症，这些患者常有妄想、幻觉、错觉、情感紊乱、自言自语、行为怪异、意志减退等表现，患者可能缺乏自知力，不承认自己有病，不主动寻求医生的帮助。现实生活中许多人都可能有精神障碍，但精神病只是精神障碍中的一小部分。

23. 精神病患者是不是都有暴力倾向

不一定，不是所有的精神病患者都有暴力倾向。

24. 精神病患者为什么会出现冲动行为呢

精神病患者受病态心理的影响，或者受精神症状的支配，会出现危险的冲动行为，攻击他人，多会对被攻击者的心理和身体造成不同程度的伤害，而且被攻击者往往是患者周围熟悉的人，以亲人居多。这也是精神病的常见危害。

25. 如何区分精神活动正常与否

需坚持以下原则进行区分：
（1）主观世界与客观世界的统一性原则。
（2）精神活动的内在协调一致性原则。
（3）个性的相对稳定性原则。

26. 得了精神病能结婚、生小孩吗

精神病患者是可以结婚的，但有两个条件：一是精神病已经痊愈，二是1年以上没有复发。对于处于发病期的患者，暂时是不宜生育

的。有些精神药物有致畸的副作用,在服药期间也不宜生育,具体情况应综合个人的病情、所服用的药物种类、家族精神疾病史等情况来决定。

27. 精神病会传染、遗传吗

精神病不会传染。精神病的发病与遗传有关系,但不是遗传病,比如说:父母都是健康的,生下一个孩子患精神病的概率大约是3‰;而父母中有一个患精神病,那么生下一个孩子患精神病的概率大约是50‰;而父母都患精神病,那么生下孩子患精神病的概率会更高。

28. 精神障碍应如何预防

一级预防即病因预防,通过消除或减少病因或致病因素来防止或减少精神障碍的发生,属于最积极、最主动的预防措施。二级预防的重点是早期发现、早期诊断、早期治疗,并争取疾病缓解后有良好的预后,防止复发。三级预防的要点是做好精神残疾者的康复训练,最大限度地促进患者社会功能的恢复,减少功能残疾,延缓疾病衰退的进程,提高患者的生活质量。

29. 多数精神疾病患者为何不能配合主动就医

精神疾病患者大多受精神症状支配,对自身病情无自知力、不承认有病,所以多数不配合主动就医。

30. 精神病患者合并躯体疾病时要注意什么

精神病患者合并躯体疾病时要注意定期体检、检查和化验。

31. 精神疾病复发的早期表现有哪些

精神疾病复发的早期症状包括:

(1)学习和工作状况 疾病复发的早期,不少患者表现为纪律松懈,或工作、学习状况不在焉,注意力不集中,学习成绩下降,工作效率降低。

（2）情绪变化　性情变得跟平时不同，可能变得易冲动，或莫名其妙地发脾气，无理取闹，纠缠不休，有些会悲喜无常，或对朋友亲人变得漠不关心。

（3）睡眠情况　病情缓解时，患者的睡眠一般都很好。若无故出现入睡困难，早醒，或是长时间的卧床不起，就要注意疾病有复发的可能。

（4）对周围人的态度　如果发现患者对周围人的警惕性增高或对人持敌对态度，甚至变得孤僻、不合群、不与人交往，要考虑可能是疾病复发。

（5）日常生活情况　精神病复发前，患者生活变得懒散，不讲究个人卫生，不主动洗漱更衣，或变得过度讲究，终日对镜打扮，忙碌不停。

（6）自知力　原本认识到自己有病，自觉服药的患者，一旦不承认有病，甚至拒绝服药，就要高度警惕疾病复发。

（7）表情变化　在即将犯病时，患者往往表现为目光呆滞、双眼发直，外界刺激难以引起其表情变化等。

（8）言行改变　言语变得和平常不同，说话缺乏逻辑，东拉西扯，让人难以理解，或自言自语，行为举止与平常有异，突然对周围环境产生恐惧感，做出一些不可理喻的事情，或以往有过的强迫行为再现，如反复洗手、检查门窗是否关好等。

32. 出现精神疾病复发先兆时应如何处理

如果发现患者有精神疾病复发的先兆，要及时将其送到大型、正规医院就诊，由专家诊治。

33. 患者出院后应多久进行复诊

一般每月 1 次，或者两月 1 次。

🍃 34. 精神病患者为什么要定期复诊

精神疾病患者一定要坚持定期到门诊复查,使医生连续地、动态地了解病情,让精神病患者经常处于精神科医生的医疗监护下,以便医生能及时根据精神病病情的变化调整药量。通过复查也可使精神病患者及时得到咨询和心理治疗,解除精神病患者在生活、工作和药物治疗中的各种困惑,这对预防精神病的复发也有重要作用。

🍃 35. 如何避免精神疾病复发

(1)家属要定期带患者来门诊复查 复查可以使医生连续地、动态地了解病情,及时调整治疗药物,也可以使家属和患者及时得到反馈,解除患者在生活、工作和药物治疗中的各种困惑。一般情况下,应1个月复查1次,如果有特殊情况,可随时就诊。

(2)要坚持药物维持治疗 据统计,在复发者中,自行停药者占54%～77%。维持治疗的患者,复发率为40%;而没有维持治疗的患者,复发率高达80%。因此,患者和家属都要高度重视维持治疗,不要因为"好了伤疤忘了疼",或者因为怕"上瘾",怕药物伤脑、伤肝等而自行终止服药。有的女患者为了生育,怕药物造成胎儿畸形;有的患者谈恋爱或结婚时隐瞒病情,怕对方发现而不敢服药,造成长期停药,以致病情复发。这种例子并不少见,希望家属引以为戒。

(3)帮助患者认识疾病的表现,理解预防复发的重要意义 帮助患者正确对待疾病,既不盲目乐观,也不消极悲观,正确对待社会对精神病患者的各种歧视态度。帮助患者提高心理承受能力,学会应对应激事件的方法,发现并纠正性格缺陷。这些问题如果处理不好,都将成为病情复发的隐患。

(4)注意发现复发的先兆,及时处理 比如患者出现睡眠障碍,特别是昼夜节律颠倒——夜间看书、写字、听音乐等,白天卧床不起;情绪不稳定,烦躁易怒,或者发呆、发愣等;突然否认自己有精神病,拒绝服药、就诊等。上述现象不一定都是复发的先兆,但家属要了解其可能的原因,及时向医生反映,做进一步的观察和处理。这样就有可能避免再次复发,或者使复发的时间缩短、程度减轻。

(5)让患者有事情做,有生活内容,有奔头;多鼓励表扬;减少不愉快的刺激。有天灾人祸、意外事件、生活境遇改变、大悲大喜之事时,需让其赶紧看精神科医生。

🍃 36. 医务人员在何种情况下会采取约束保护措施

(1)《中华人民共和国精神卫生法》第 40 条规定:精神障碍患者在医院内发生或将要发生伤害自身、危害他人安全、扰乱医疗秩序的行为及其医务人员在没有可替代措施的情况下,可以实施约束、隔离等保护性医疗措施。

(2)由于精神疾病的特殊性,患者很有可能在精神症状的支配下出现攻击他人、伤害自己、自杀、毁坏物品、拒绝治疗护理、干扰医疗秩序的情况,医务人员给予劝说等手段无法控制患者的这种行为并且没有其他可代替措施的情况下,会遵医嘱给予患者暂时性的约束保护,请您相信这只是一种保护患者和他人的手段,而不是惩罚患者。

(3)在约束保护期间,医务人员会看护患者,保证患者的安全并进行生活护理(进食、进水、大小便等),一旦患者病情得到控制,情绪平稳,医生会立即解除保护。

(4)如果您对约束保护有什么疑义或意见,请您不要着急,一定先和医护人员沟通,他们一定会为您耐心解答,解决问题,请您相信医务人员与您的目标一致,都是希望患者早日康复,重返家园。

🍃 37. 如何掌握放松技巧

正确的放松技巧会在有意无意间改变您的情绪,减缓您的紧张焦虑,调整您的心情,下面介绍两种简单易行的方法:

(1)意念放松法　选择一个安静的地方,您可站、可坐、可卧,总之尽量选择舒适的姿势。若站立,手自然垂于身体两侧;若坐,双手放松置于腿上;若躺,双手放于身体两侧或置于腹部均可。闭眼,深呼吸 3 ~

5次,同时想象你最喜欢的自然景象,选择的景象要安静、祥和,想象的同时要尽量寻找并体验安宁、舒适、放松的感觉,并将这种感觉维持几分钟后深呼吸2~3次,慢慢睁开你的眼睛,有条件的话还可以在舒适、放松的音乐中进行放松活动。

（2）肌肉放松法 先将身体分为若干部分,根据自己的情况可以粗分为上肢,下肢,也可细分为头、颈、左臂、右臂、胸部、腹部、背部,将这些部位及其顺序牢记于心,选择一个舒适的姿势,闭上眼睛,深呼吸3~5次,脑海中只想着你即将放松的部位,依次进行放松,每部分收紧、放松3次,尽量将思想在放松体验的部位上停留几分钟,深呼吸几次,慢慢睁开眼睛。

38. 精神病患者的饮食有什么禁忌吗

在日常生活中精神病患者应禁止喝酒,禁止摄入含酒精类的饮料及食品。因为其中的乙醇对脑神经细胞有刺激性,对精神病患者危害很大。禁止服用一些刺激性食物,如辣椒、胡椒、葱、姜、大蒜、咖喱、桂皮、茴香、芥末、浓茶、咖啡等,这类食物会增加神经兴奋性,尤其是躁狂型精神病患者更应该注意。忌食带刺、带骨的鱼（可用鱼丸、鱼片、鱼糜、鱼松、鱼羹等代替）,忌食带骨的肉类、有壳的食物和带壳的硬果类,以免患者自伤。狂躁型患者多有火热现象,如面红耳赤、大便秘结等,所以忌食助热动火的食物。除上述辛辣食物外,羊肉、牛肉、狗肉等亦当禁忌。可选食泻火通便的食物,如绿豆汤、清凉饮料、富含纤维的蔬菜等。忌过多食用过分油腻或油炸的食物。这些食物难以消化吸收,会使神经处于长期的兴奋状态,对患者的病情不利。

39. 抑郁症患者要注意哪些事项

要注意自己的疲惫感、无价值感、无助感和无望感是疾病的症状,是可以治疗的。尽量减少生活中出现的压力,保持身体健康,有规律地锻炼身体,参加社交活动。应向精神科医生寻求帮助,不要尝试自己服药,采用饮酒或吸毒方式来解决目前困境更不可取。在抑郁症缓解之前,不要做出重大决定。不要被自己消极的思想所左右,如伤害自己、结束自己的生命等。

🌿 40. 患者复诊时家属应向医生反映哪些问题,应注意哪些方面的内容

复诊时,家属应向医生介绍患者上次就诊以来的变化,包括症状、服药情况、疗效、副作用以及生活、工作情况等。家属要明确就诊目的,应注意以下几个方面:①提供病史要真实、客观;②叙述简单明了,重点突出;③最好作书面准备;④谁在场,谁不在场;⑤保留患者的文字材料,记录患者的原话。

🌿 41. 精神科患者易发生噎食的原因有哪些

(1)服用抗精神病药物会发生锥体外系不良反应,引起吞咽不协调、吞咽活动抑制。

(2)电抽搐治疗后未完全清醒而进食。

(3)脑器质性疾病患者吞咽反射迟钝,抢食或进食快。

(4)癫痫患者进食时抽搐发作或意识不清状态。

🌿 42. 如何对精神病患者进行防噎食宣教

(1)请您进餐时细嚼慢咽,不要吞咽过快,不要暴饮暴食。

(2)如果您在吃东西时感到吞咽困难,根据您的实际情况进食软食、半流食、流食。

(3)如果您在吃东西时突然呛咳,请您立刻停止进食。

🌿 43. 如何对服毒的精神病患者进行紧急护理

精神病患者服毒多为蓄意自杀。积藏大量药物一次吞服中毒,或因药物管理不当,被患者窃取而大量吞服,或因服农药造成中毒事件。此时不要因追究原因或检查患者而耽误了抢救。对于清醒的患者可进行催吐(让患者喝水后,刺激咽喉处,使其呕吐),并立即送患者到就

近的医院抢救,进行洗胃、解毒等处理。

44. 如何对自缢的精神病患者进行紧急护理

自缢是较为常见且较严重的意外事件。衣裤、被单、带子、绳索、皮带、铁丝等都可成为自缢的工具,任何可着落的地方均可悬挂,常见的地方有浴室、厕所、树枝、窗框、门框、门拉手上,也有患者在被窝里自勒。精神病患者一般在清晨、后半夜或无人时采取自缢行为。一旦发现患者自缢,不可惊慌失措地去拉患者,应该立即抱住患者的身体向上托起,迅速解脱绳套,顺势将患者轻轻放下(防止猛力摔下),平卧于地,解开领扣和裤带,立即检查脉搏和呼吸情况。若呼吸、心跳微弱或已停止,应立即就地抢救,进行人工呼吸和心脏外按压。不可轻易放弃抢救或轻易地认为患者已死亡而停止抢救。有时需要坚持数小时之久,必须待患者恢复呼吸或医生前来检查确认已经死亡为止。

45. 如何对有外伤的精神病患者进行紧急护理

患者可利用任何尖锐的物品,甚至用手指甲抓破自己,用玻璃碎片、铁钉、刀剪等刺伤自己,用头撞墙角、暖气片及各种棱角处,或从高处跳下、坠楼等,造成外伤出血、骨折和颅脑损伤等。当发现患者外伤出血时,要检查出血的部位和种类,迅速采取止血措施后送其到医院进一步处理。动脉出血的血色鲜红,喷射状流出;静脉出血的血色暗红,缓缓流出。头部、上肢、下肢等较小的动脉出血,可采用指压止血法,即按受伤动脉的近心端,阻止血流。如前额及头皮出血,可在耳前下颌关节处压迫颞动脉。上肢出血可压迫锁骨下动脉(在锁骨上凹内1/3处)或压迫肱动脉,下肢出血可压迫股动脉(腹股沟中点扪及搏动处压迫)。对四肢较大的动、静脉出血,在紧急情况下可采用止血带止血,垫以毛巾后用橡皮带或绳子包扎,做好明显标记,记录时间,每半小时放松一次,防止肢体缺血坏死。

46. 如何对吞食异物的患者进行紧急护理

患者常因受精神症状的支配误服或吞服异物(常见的异物有玻璃碎片、铁钉、铁丝、针和小石子等)。发现此种情况时,不要惊慌和胡乱按摩腹部,要安慰患者,了解异物的种类,检查口腔和咽部有否外伤,异物是否卡在咽喉部。如卡在咽喉处,要设法取出。若吞下的异物较光滑,一般可随粪便排出体外,家人可让其吞食富含纤维素的食物,如韭菜、芹菜等(切成寸长,不要烧得过熟),以防异物对胃壁造成损伤,并促进其排出。患者每次大便后,要仔细检查便中有无异物为金属类,可到医院进行 X 线检查,寻找异物所在的部位,并观察患者有无内出血症状,如腹痛、腹胀、四肢发冷、出汗、解柏油样大便等。发现这类情况应立即采取外科手术等处理方法。

47. 如何正确护理兴奋躁动的患者

(1)应正确认识兴奋症状是疾病的表现,对于在家庭中护理的躁动患者,家属应定期陪同其到门诊进行复查,严格遵医嘱服药。

(2)躁动患者情绪不稳,易为小事而大发脾气,甚至提出无理要求,这时要用亲切冷静的态度来关怀和对待患者,接触时注意态度要耐心,口气要温和,不要与患者有过多的交谈而发生争执,更不要使用刺激性言语,任何粗暴的态度和行为都会让患者更加兴奋,特别要注意防止患者可能发生冲动、伤人、毁物行为。可根据患者平时的兴趣、爱好转移其注意力,不要生硬地拒绝其无理要求,要拖延或简单地压制。

(3)保持居室安静,床单整洁舒适,空气流通,光线柔和,还要充分利用患者对绘画、书法等的关注,转移其注意力。

48. 如何护理有幻觉的患者

(1)幻觉包括幻听、幻视、幻嗅、幻味、幻触、内脏性幻觉。其中以幻听、幻视为最多见。幻听又以言语性幻听最常见,如有的患者当听到斥责、侮辱、命令性的声音或看到可怕的幻视时,可出现相应的情感或行为的反应。患者可表现恐惧、紧张或愤怒,可发生突然的冲动行为,此时要加强护理,确保患者安全,注意密切观察患者言语、情绪和行为的表现,以掌握幻觉出现的次数、内容及时间,来防范或阻止因幻觉出现而导致伤己、伤人行为的发生。

(2)对有幻触、幻味症状的患者,可改变环境,分散患者的注意力,如幻触的患者感到床上有电,身上有虫爬时,可适当更换床单或更衣。对因幻视拒绝进食时,可让其集体进餐或注意选食,以减轻疑虑、缓和症状。

🍃 49. 接触妄想状态患者的技巧有哪些

(1)妄想是一种在病理基础上产生的歪曲信念、病态的推理和判断。临床常见的有被害妄想、影响妄想、关系妄想、夸大妄想、嫉妒妄想、疑病妄想、钟情妄想等。

(2)妄想患者多数意识清晰,否认有病。在妄想下可支配患者的思维、情感和行为,所以家人或工作人员为了掌握患者妄想的内容,要以谈心的方式接近患者,注意态度和蔼、关心患者生活,使患者逐步解除顾虑,取得合作。在症状活跃期,切不可贸然触及患者的妄想内容,若患者回避不谈,不必勉强。当患者主动叙述病情时,不要与其争辩或过早批判,可根据患者的特长和爱好,鼓励患者参加文娱活动,转移其注意力。

(3)不要在患者面前议论他人的事情或低声耳语,以避免引起患者的猜疑,而强化其妄想内容。当同室患者被作为怀疑对象时,应及时让他们分开住。

(4)患者在妄想支配外,有时可发生自杀、自伤、伤人、毁物或逃避行为,要提高警惕,严防意外的发生。

🍃 50. 如何护理抑郁状态患者

(1)抑郁症患者以情绪低落、悲观厌世为最典型表现。患者可表现为终日忧心忡忡、兴趣索然,对自己的工作、学习、家庭生活及自己的前途丧失信心。

(2)护理抑郁患者要保持患者居室环境尽量阳光充足,色彩比较明朗、协调。注意不要让患者独处,随时有人陪伴,防止患者自杀、自伤。

(3)观察患者的睡眠情况,不要让患者蒙头睡觉,对难以入眠的或易早醒的患者要及时关注,以保证其足够睡眠。抑郁患者常表现为入睡困难,而且多梦,早醒2～3小时,醒后不能入睡等,所以,要设法诱导患者睡觉,排除影响睡眠的各种因素;若患者不能入睡,可予以相应药物治疗,如安定、司可巴比妥、多美康等。

(4)抑郁状态患者思想包袱重,因此要主动与患者交谈,了解其思想动态,注意其情绪变化及异常言行,以诚恳的态度去做解释、劝慰和说服工作,针对病情及患者的特点,鼓励其参加一些文体活动和家务劳动,以阻断患者的负性心理,减轻内心痛苦的体验。

(5)抑郁症状严重的患者,有强烈的自杀企图,可以出现在症状活跃期,也可以出现在好转期,因此要加强危险物品如药品、刀具、绳索、玻璃制品的管理,减少造成自杀的条件。

51. 抑郁症能彻底治愈吗

抑郁症是大脑疾病,大脑神经递质浓度失衡是抑郁症的结果。抑郁症治疗应首选药物,初期用药不少于半年,如果复发用药不少于1年半,再复发时用药不少于2～3年,建议抑郁症患者长期维持用药。具体情况要严格遵照医嘱用药。抑郁症与个性有关,发病取决于个体心理素质与神经代偿能力。关注心灵,及时调节,心理平衡,则有利于减少药物用量和避免复发。

52. 抑郁症和焦虑症的区别是什么

焦虑症和抑郁症的区别,首先表现在二者的概念是完全不同的。焦虑症是最常见的一种情绪状态,严重的焦虑影响正常生活;抑郁症是常见的一种心境障碍,由各种原因引起,以显著而持久的心境低落为主要临床特征,且心境低落与其处境不相称,严重者可出现自杀念头和行为。

其次在症状上的表现不同。焦虑症表现为气喘、出汗、头晕、紧张、注意力不集中、睡眠障碍、易怒、惊慌,患者可能会以嗜酒或吸毒来消除焦虑;抑郁症患者表现为疼痛、乏力、悲观、犯罪感、食欲改变、易怒、焦虑、性能力障碍、情感淡漠、消极想法、人际关系压力、无价值感、羞耻感等。抑郁症的自杀率高,危害性较大,患者既有抑郁症状又有焦虑症状时,要最先确诊为抑郁症。要及早对抑郁症进行治疗,防止自杀、自伤等后果发生。抑郁症患者的失眠以早醒为主要特征,而焦虑症患者的失眠特点是入睡困难。焦虑症患者常处于心烦意乱、惊恐紧张、怕有祸事降临的恐慌预感之中,并伴有多汗、潮热、头晕、手脚麻木、胃肠道不适等症状。抑郁症患者常表现为对家属、朋友冷淡,对以往兴趣爱好丧失,而焦虑者这方面保持正常;抑郁症患者心情低落,不愿意与人接触,但不害怕突然发生的人际接触;而焦虑者害怕突然发生的社交接触等,害怕去公共场合。

二者都是心理疾病,一定要保持好良好的心态和情绪,乐观生活,积极预防焦虑症和抑郁症的发生。

🌿 53. 得了焦虑症该怎么办

对于焦虑性神经症的治疗主要是以心理治疗为主,当然也可以适当配合药物进行综合治疗。患者不妨按以下几种方法进行自我治疗:

(1)增加自信　自信是治愈神经性焦虑的必要前提。一些对自己没有自信心的人,对自己完成和应付事物的能力是怀疑的,夸大自己失败的可能性,从而忧虑、紧张和恐惧。因此,作为一个神经性焦虑症患者,你必须首先自信,减少自卑感。

(2)自我松弛　也就是从紧张情绪中解脱出来。比如:你在精神稍好的情况下,去想象种种可能的危险情景,让最弱的情景首先出现,并重复出现,你慢慢地便会在想到任何危险情景或整个过程时都不再体验到焦虑。此时便可终止。

（3）自我反省　有些神经性焦虑是由于患者对某些情绪体验或欲望进行压抑,压抑到无意识中去了,但它并没有消失,仍潜伏于无意识中,因此便产生了疾病。

（4）自我刺激　焦虑性神经症患者发病后,脑中总是胡思乱想,坐立不安,百思不得其解,痛苦异常。此时,患者可采用自我刺激法,转移自己的注意力。

（5）自我催眠　大多数焦虑症患者有睡眠障碍,很难入睡或突然从梦中惊醒,此时你可以进行自我暗示催眠。如可以数数或用手举书本读等促使自己入睡。

54. 神经衰弱也属于精神病吗

神经症也是一种精神障碍,主要表现为持久的心理冲突,患者觉察或体验到这种冲突并深感痛苦,但患者并没有可证实的器质性病理基础。它有多种类型,如癔症、焦虑症、强迫症等,神经衰弱只是其中一种。神经衰弱的发生是由于某些长期存在的精神因素,引起脑功能活动过度紧张,从而产生精神活动能力的减弱。其主要临床特点是易于兴奋也易于疲劳,常伴有各种躯体不适和睡眠障碍。它与精神病的根本区别在于,神经衰弱的患者自知力保持良好,通常不会把自己的病态体验与客观现实混淆,行为能保持在社会规定的范围内,常迫切要求治疗。神经衰弱一般不会变成精神分裂症,两者有着本质区别。

55. 怎样对待精神病患者

精神病患者由于大脑功能紊乱而出现思想、情感、行为等方面的异常,家属和亲友应以体贴、关怀的态度对待患者,切勿惊慌失措、紧张不安或厌世、害怕,对患者采取回避态度。正确的做法是:对患者提出的合理要求尽量设法满足,不合理的则应给予耐心的解释与说明,切勿采用打骂、捆绑等粗暴行为对待他们。否则,患者会对周围人员产生恶意或敌视态度,给护理和管理带来困难,甚至发生意外。

56. 精神分裂症能"去根儿"吗

常听人说:"精神病治疗了半天,也去不了根。"精神病容易复发,从这个角度说它去不了根儿。但是,这种说法应该具体分析。

首先,什么叫"去根儿"?"去根儿"是不是说病了一次之后,就一辈子不犯?如果按照这种说法,又有几种疾病能够"去根儿"呢?高血压、糖尿病能"去根儿"吗?感冒能"去根儿"吗?有多少人能保证,不要说一辈子,就是一两年之间不感冒一次呢?人人都希望,所有疾病都能"去根儿",但就目前的医疗水平而言,这只是一个可望不可即的理想而已。

其次,精神分裂症为什么难"去根儿"?前面已经谈到,精神分裂症的影响因素很多,其中包括患者的个体素质、性格特点、所处的社会环境、治疗情况、遗传因素等,医生的药物治疗只是诸多因素中的一个。也就是说,不可能单纯指望医生的治疗来解决精神分裂症的"去根儿"问题,家属和社会都要为患者的康复承担责任。就好比体质弱的人容易感冒一样,如果缺乏周围人的照料,缺少营养物品的滋补,等到感冒复发了,再请医生来治疗,那就晚了。

最后,怎样为"去根儿"而努力?不要只把眼光放在治病上,而应该做长远的打算。在维持用药的同时,全面地促进患者的心理、社会康复才是"去根儿"的根本出路,这就相当于让体弱多病者强身健体,才能从根本上消除疾病"扎根"的可能。

57. 精神病能治好吗

多数患者都能治好。的确,在住院期间的精神分裂症患者中,有六成以上的患者能够达到临床治愈,对于首次发作的患者,治疗效果更好。那么,为什么人们还会产生这样的疑问呢?这主要是由于医生和普通人判断患者好没好的标准不一样。医生是从医疗的角度判断疗效,症状消失了,自知力恢复了,病就算好了。而普通人则认为,精神病患者只要像正常人一样生活、工作,才算病好了。精神病的治疗

效果之所以受到怀疑,原因就在于:

（1）药物的副作用使患者显得呆板、迟钝。

（2）病情容易复发,而且事实上精神病的复发率也确实相当高。

（3）由于受各种因素的影响,患者虽然已经达到了临床痊愈,却仍然不能参加正常的人际交往和工作学习。所以,虽然医生认为很多患者已经治好了,但其他人仍然觉得他们"有毛病"。

不可否认,精神分裂症的治疗效果目前确实不尽如人意,而且抗精神病药物的副作用已成为妨碍患者康复的一大难题。但是也应该看到精神病治疗复杂的一面,影响疗效的因素绝不单纯是医生和药物,还包括家属和各种社会因素。有很多药物治疗以外的因素是医生们不能左右的,因此,不能因为对眼前的治疗效果不满意,就否定精神病学的成绩,更不能妄言精神病治不好。近三四十年来,许多治疗精神病的新药已应用于临床,收到了较好的效果。事物总是一分为二的,精神病治疗学也总是不断发展的。可以相信,精神病的治疗手段会越来越多、效果会越来越好。在医护人员们为此目标不懈努力的同时,也衷心希望广大的患者家属和社会各界都来关心和帮助精神病的治疗,共同为精神病患者尽一份力。

58. 精神科家属探视须知是什么

（1）探视时间　每周一至周五下午2:30～4:30,周六、日早上9:00～11:00,下午2:30～4:30。

（2）探视人数　每次以2人为宜。

（3）危险物品禁止带入病房　如刀具（剃须刀、水果刀）、绳子、打火机、瓷器、电吹风、电饭煲、玻璃器皿等。

（4）关于食品种类　所带食品要适量,并交给护士保管,护士会对食品做初步的安全检查。点心、熟食、奶制品须让患者在探视当次吃完,以防变质,影响患者健康。如食用瓜子、花生、鸡蛋、面包、红薯、糯米糕团及馒头,务必在看护下让患者食用,以防造成其窒息。不能将茶、咖啡、可乐等刺激性饮料带给患者饮用。

（5）病情方面　探视期间如发现患者情绪波动或有异常表现,须及时与医护人员沟通。

（6）吸烟方面　医院往往为无烟医院,探视期间禁止吸烟。

（7）谢绝代购食品、代打电话　由于精神疾病的特殊性,探视期间,未经工作人员同意,不要擅自为患者代购食品及其他物品(烟、酒等)、代发信件、打电话。

（8）以下情形谢绝探视　身高在1.2米以下的儿童;患有流感、腹泻、红眼病等传染疾病的探视者;住院患者病情不允许时,请暂缓探视。

🌿 59. 精神科病房危险物品的管理有什么

由于精神科患者病情的特殊性,有些患者可能会突发暴力、自伤行为,为了保证患者有一个安全的治疗环境,精神科病房对危险品的管理比较严格,不能将刀具(剃须刀、水果刀)、绳子、打火机、瓷器、电吹风、电饭煲、玻璃类器皿等各类危险品带入病房。护士每天还会对患者的床位、床边柜、患者的随身物品包括衣服口袋进行安全检查。

🌿 60. 如何区分精神活动正常与异常

如何才能简单明了地识别精神正常与异常呢? 辩证法告诉我们,事物总是不断运动的,有比较才会有鉴别。而比较和鉴别的方法大致有以下几个方面:

（1）现在与过去的对比　即将患者现在的精神状况与其过去的精神状态相比较。若过去的一贯表现较好,现在却一反常态、判若两人,则提示他现在的精神活动可能不正常了。比如说一个人过去热情好客、彬彬有礼,现在变得孤僻、少语,经常与人发生争执,动辄破口大骂;与过去的行为表现大相径庭,周围人都会认为他可能精神有问题了。

（2）本人与他人的对比　即观察患者的言行举止、活动表现与周围人是否有很大的不同。若明显异于常人,而且离奇古怪,则提示其精神可能不正常。比如说天气很冷,别人都穿着棉衣戴着手套在家里取暖,而某人却身着短裤、T恤,光脚穿着拖鞋慢慢悠悠地走在马路上,大家都会认为其脑袋有毛病。

(3)是否符合当时当地的习俗和规范　一个时代有一个时代的习俗规范,一个地方有一个地方的风俗习惯。装束服饰的大众化,言行举止的规范化往往是精神正常的表现之一。反之,往往会被认为是不正常的。比如一个人的父亲离世了,这个人在灵堂上没有任何悲伤的表现,反而表现为手舞足蹈、乐不可支。这种情况有很大的可能是其精神不正常了。

(4)是否符合客观现实　人的精神活动是客观现实的能动反映,因此,正常的精神活动应与客观现实相符合,而异常的精神活动往往对客观现实进行歪曲,其言行举止往往与客观现实相违背。如某人常诉说有人在背后说他的坏话,常听到有人在窗外议论他,甚至广播电视的节目也是专门针对他来的,而事实调查却显示其言论毫无根据。又如某人诉说他被人用某种仪器控制着大脑,其实,目前最先进的科学技术也不能控制人的思维。可见,这就是精神异常的表现了。

(5)是否有不可理喻的行为表现　正常的行为都有一定的动机和目的,且是人们可以理解的。反之,毫无动机和目的的行为表现则往往意味着精神异常。如行凶杀人,如果是出于复仇、谋害之动机和目的则是正常人的犯罪行为;若无缘无故地把人打死,则可能是因意识障碍或受幻觉、妄想等病态的支配。

(6)整个精神活动是否协调统一　正常的精神活动是一个相互联系、协调统一的有机整体。如当听到一个令人高兴的好消息时,内心就会产生一种愉快的体验,同时也会流露出一种喜悦的表情。反之,本来值得高兴的事,其内心却感到痛苦而悲伤哭泣,或常常毫无原因、毫无内心体验地独自发笑,整个精神活动彼此分裂、自相矛盾,变得支离破碎、混乱不堪,则是不正常的表现。通过以上6个方面可以较为明确地将精神正常与否进行区分,如果你周围的人群中有符合上述几点的请及时督促其家人带其就医,避免贻误病情或导致更加严重的后果。

61. 患者情绪不稳定时怎样使他平静

很多患者会出现情绪不稳定,容易激怒,甚至骂人、打人、摔东西,遇到这种情况时,家人不要慌张,应平静地处理。首先不要因为患者情绪不稳定、骂人而使自己的情绪受到影响。有些家人看到患者乱发脾气、乱骂人时,会指责患者,有的甚至打骂患者,这样只能使患者的情绪更加不稳定。其次,暂时不要讲话,任患者发泄情绪,待患者情绪稳定时,可适当给他讲道理,说服患者。另外,寻找患者情绪不稳定的原因,并且表示自己和患者是站在同一立场的,是会支持帮助他的,这样也可以使患者的情绪暂时稳定。上述只是暂时的处理措施,最主要的是提前预测到患者可能会出现的问题,及时送患者去医院,及时治疗,避免不良后果的发生。

62. 怀孕时出现焦虑怎么办

女性怀孕后,身体的内分泌系统发生了巨大的变化,怀孕期身体变化带来的心理变化、渴望优生带来的压力、对未来生活的未知等因素都使准妈妈的心理处于不稳定的状态,再加上家人对妊娠的态度,常使准妈妈们处于应激状态之中,容易感到焦虑,严重者可出现以情绪不稳、冲动、行为异常为主要表现的怀孕期精神障碍。焦虑是怀孕期间精神障碍的主要表现。

焦虑情绪主要表现为怀疑自己的能力,放大自己的失败,忧虑、紧张、不安,依赖性很强、独立性很差,身体方面表现为行动刻板、睡眠不宁、注意力难以集中等,严重者可发展为妊娠焦虑症。准妈妈要了解焦虑情绪的危害,学会克服不良情绪。怀孕期体内激素紊乱状况改变会导致焦虑,虽然难以避免,却无大碍,只要适时调整就会轻松享受怀孕期。①首先,提前打"预防针"。在孕前和孕早期,就从心理上接受怀孕期形体、饮食、情绪、生活习惯的变化,做好充足的思想准备,还要接受小生命诞生后有可能导致的生活和工作问题,始终保持平和、自然的心情和愉快、积极的态度。②多与母亲和婆婆等长辈交流,直接了解一些小常识。从电视、报刊等媒体上学习一些怀孕期保健知识,积极参加准妈妈俱乐部活动,通过和别人交流,正确看待自己的焦虑问题。③生男生女是自然选择,因渴望生男孩、害怕生女孩而满腹焦虑,不仅无用,还会影响腹中胎儿的发育,甚至导致流产。

意见建议:①准妈妈仅有饮食方面的营养是远远不够的,更需要有愉快的心情和稳定的情绪,即"心理营养"。怀孕期可培养一些怡情养性的爱好,如编织、绘画等,多分散注意力。②对家庭生活方面的琐事,要保持开阔的胸襟,避免生闷气和发怒。同时,准妈妈还要尽量不看有恶性刺激的电影与电视,以免引起情绪过度波动。

63. 焦虑症患者如何与家人相处

在日常生活中,家庭成员可以对患者的生活作息适时给予提醒,但需避免过度保护。应给予患者学习的机会,先从简单容易完成的事开始,当其完成工作或表现良好时,给予鼓励与称赞。鼓励患者学习照顾自己,如沐浴、整理自己的房间等,尽量让患者自己做。在患者病情稳定的情况下,适当为患者创造与他人相处、交往的机会,如安排家庭聚餐、参加宴会等,鼓励患者与外界沟通,融入社会。

(1)家庭成员应尽量多地陪伴患者　家庭成员应每天花一些时间和他交谈,了解患者的感受,观察病情。当患者情绪高低起伏,需要发泄情绪时,家庭成员是最好的听众。不斥责、不批评、不争辩患者所说事情的真实性,鼓励患者用言语表达,并表示愿意倾听。

(2)督促和鼓励作息制度的完成　许多长期、慢性患者因为疾病本身的特点或者药物副作用等因素的影响,使其生活懒散,行为退缩,因此要给慢性患者制订一个合理的作息时间表,并督促其完成。

(3)适当安排社交活动　可以让慢性患者多参加一些活动,让患者学会如何与人交往,提高生活兴趣,避免终日沉湎于自我的内心世界。

(4)训练其完成日常生活琐事的能力　可以让患者学着去购物、

去邻里朋友家借还东西等,在这个过程中,不仅能锻炼患者的交往能力,还能让其学会做一些日常生活琐事,有利于其尽快地融入社会生活中去。这样才能保证焦虑患者早日康复。

关于焦虑症的治疗大家要慎重,不要盲目选择治疗方法,以免耽误治疗效果,而且对身体也有一定的伤害!

64. 精神病患者出院后应该怎样安排自己的生活

精神病患者经过治疗,病情缓解出院,此时期患者的心理变化和心理负担是多样而复杂的。首先,由于较长时间的住院,患者已产生依赖医院、依赖医务人员的心理和习惯行为,出院后一时无法适应院外生活;其次,由于社会上某些人的偏见,认为精神病不光彩,患者会感到难以见人,或因病重时异常行为所造成的影响和后果,觉得无法弥补等,从而产生一系列难以解脱的不良情绪,忧心忡忡,有的甚至采取自杀行为来逃避现实。因此,患者出院后的康复护理必须引起家人的充分重视,以支持患者面对现实,接受现实,拥有健康。

(1)开发患者对生活的兴趣　精神病患者在空闲无聊时往往容易陷入沉思、幻想或悲观绝望;或精力过剩,乱管闲事;或疏懒少动,退缩孤独。家人一定要积极引导,安排一些有益的活动或轻便的家务劳动,以开发其对生活的兴趣。

(2)进行技能训练,提高生活能力和生活质量　应鼓励督促患者进行自我照顾,自我管理,如按时起床,搞好个人卫生,保持床铺整洁,吃饭时行为适宜,管理自己的日常生活用品,自己安排时间等,改变疏懒少动和过分依赖家人的倾向。参加家务劳动和走上工作岗位,原则上应逐步过渡、循序渐进和量力而行,先从较简单的、安全的事情做起,逐步增加难度和数量。

(3)帮助患者树立信心,学习自我控制和调节　患者由于疾病的原因和社会偏见,极易产生自卑、忧虑等情绪,家人一定要多鼓励,帮助其树立生活信心,面对现实,学会承认它、适应它。当遇到不顺心的事和挫折时,要学会自我排解、自我调节,如向家人或知心朋友倾诉自己的苦恼,请他们帮助自己分担忧愁,并从中得到安慰和鼓励。

欣赏音乐是调节情绪、自我排解见效最快的一种方法,优美的旋律和舒缓的曲调会使人进入一种优美的境界,心中的烦闷和苦恼就会逐渐缓解,甚至烟消云散。还可结伴外出钓鱼、旅游,参加文娱体育运动等,也可以通过自我松弛疗法调节情绪。

65. 诊断证明怎么办理

(1)门诊患者　诊断证明由门诊医师开具,凭医师书写的门诊病历及诊断盖章。

(2)住院患者　凭主管医师开具的诊断证明,由科主任审查签字后方可盖章。

(3)当日出院患者　凭填写齐全的住院病案首页、主管医师开具的诊断证明盖章。

(4)以往出院患者　凭以往病历复印件(盖有病案复印专用章),由当时主管医师或门诊医师开具的诊断证明盖章。

66. 精神病患者住院治疗时为什么不准家人过早探望

精神病患者住院后,家属在任何时候探望都是家属的权利,但精神病患者一般不承认自己有病,不配合治疗,所以一般住院患者为封闭治疗。如果过早探望,会影响患者住院时的情绪,纠缠出院,影响治疗。

67. 怎样改善经常失眠的状态

睡前做体操适当放松,避免服用兴奋饮料(如咖啡、浓茶等),不吸烟,刷牙、洗牙,保持口腔清洁,并注意改善睡眠环境等,这些措施有利于减轻大脑兴奋状态,舒缓情绪。可试着口服七叶神安片、脑灵素片等。白天加强锻炼,在身体比较疲乏的情况下一般会睡得比较好。

68. 抑郁症反复发作需要终身服药吗

精神科的医学专家们在分析服药与不服药的各种可能情况后，反复权衡利弊，目前大部分专家同意以下原则：

（1）第一次抑郁症发作症状完全消失后继续服药 6～9 个月。

（2）有过 2 次以上抑郁症发作的患者，特别是最近 5 年内有 2 次以上发作者，服用抗抑郁药 2～3 年。

（3）3 次以上抑郁症发作需要更长时间的治疗，甚至终身服药。

69. 抑郁症患者怎样进行自我调养

抑郁症是一种常见的精神病，自我调养对尽早康复至关重要。做最感兴趣的事，如果事业上没有获得成功，想办法增进自己的技能，从最感兴趣的事入手；或者再寻找其他成功的机会，有计划地做些能够获得快乐和自信的活动；生活要有规律，坚持体育锻炼。广交良友也有帮助，这样可以避免与治疗孤独和离异感，减轻抑郁症状。避免服用避孕药、巴比妥类、可的松、磺胺类药、利血平等药物。另外，多吃些富含维生素 B 和氨基酸的食物，如谷类、鱼类、绿色蔬菜、蛋类等。

70. 心理治疗能治好精神病吗

心理治疗是应用心理学的原理和方法，治疗患者的心理、情绪和行为问题，心理治疗的基础是患者必须具有强烈的求治愿望，积极配合治疗，医患之间必须建立良好的关系。心理治疗的根本目的不在于改变症状，而在于帮助患者去认识自己的心理或人格缺陷，并付诸行动，加以矫正。因此，患者是心理治疗中的主体，医生只是协助者或指导者。精神病患者在疾病的急性期，显然不具备以上特点，他们拒不承认自己有病，拒绝任何治疗，所以此时心理治疗是难以进行的。另外，从精神病症状的特点来看，幻觉、妄想是不可能被说服的，也是不可能被事实所纠正的，因此，精神病最根本的治疗方法是药物，而不是心理治疗。但是，在精神病的恢复期，患者能够同医生建立良好的关系,要求解决自己的心理问题时,心理治疗还是可以发挥作用的。心理治疗可以促进患者的自知力尽快恢复,矫正患者的人格缺陷,增强自信,提高心理承受力,这些不仅有利于患者疾病的恢复,而且对巩固疗效、防止复发都具有重要的意义。总之,心理治疗虽然不能从根本上治愈精神疾病,但却是一种非常重要的辅助治疗手段。

71. 精神病患者能吸烟喝酒吗

烟中含有的烟碱会刺激患者血糖升高,而且对血管神经危害很大,故对有心血管并发症的患者能加重病情,引起心动过速、血压上升、血液黏滞、组织缺氧等症状。喝酒能损伤肝脏,长期饮酒会引起营养不良和维生素缺乏,加重肝脏损坏。严重时会引起酒精性肝中毒,饮酒可麻痹血管,失去血管的调节能力,损伤血管,形成脉管硬化,易引起脑血栓、脑出血。因此,最好不要吸烟喝酒。

72. 患者没来,能买药吗

精神科的药品属于处方药,以前曾经就诊过并有病历的患者如果需要开药,不调药的可以直接挂号开药,需要调药的需把患者带来经过医生诊查后再开药。

73. 医生、护士能出诊吗

按照《中华人民共和国精神卫生法》的规定,医生和护士不允许出诊,因为医生、护士不能在非职业场所行医。

74. 精神病患者看病时需要挂号吗

需要挂号,部分医院的寿星号、"一站式"可免挂号费。

75. 精神病患者怀孕期间可以服药吗

女性在怀孕期间,从优生优育角度来考虑,是不宜服用任何药物的。

76. 患者自己可以办住院吗

可以,根据《中华人民共和国精神卫生法》第30条的规定,精神障碍患者住院实行自愿原则。

77. 精神病患者需要长期服药吗

需要,遵医嘱用药,定期复查。

78. 焦虑症、抑郁症、双相情感障碍与精神分裂症的区别有哪些

焦虑是一种不愉快的、痛苦的情绪状态,同时伴有躯体方面的不舒服体验。而焦虑症就是一组以焦虑症状为主要临床表现的情绪障碍,往往包含两组症状:①情绪症状患者感觉自己处于一种紧张不安、提心吊胆、恐惧、害怕、忧虑的内心体验中。紧张害怕什么呢? 有些人可能会明确说出害怕的对象,也有些人可能说不清楚害怕什么,但就是觉得害怕。②躯体症状患者紧张的同时往往会伴有自主神经功能亢进的表现,像心慌、气短、口干、出汗、颤抖、面色潮红等,有时还会有濒死感,心里面难受极了,觉得自己就要死掉了,严重时还会有失控感。

抑郁症的症状表现:

(1)抑郁心境　这是抑郁症患者最主要的特征。轻者心情不佳、苦恼、忧伤,终日唉声叹气;重者情绪低沉、悲观、绝望,有自杀倾向。

(2)快感缺失　对日常生活的兴趣丧失,对各种娱乐或令人高兴的事体验不到乐趣。轻者尽量回避社交活动;重者闭门独居、疏远亲友、杜绝社交。

(3)无明显原因的持续疲劳感　轻者感觉自己身体疲倦,力不从心,生活和工作丧失积极性和主动性;重者甚至连吃、喝、个人卫生都不能顾及。

双向情感障碍是以躁狂或忧郁的反复发作和交替发作为特征的

精神病,主要特征为情感障碍,故又称情感性精神病。

精神分裂症是一种精神科疾病,是一种持续、慢性的重大精神疾病,是精神病里最严重的一种,是以基本个性改变,思维、情感、行为的分裂,精神活动与环境的不协调为主要特征的一类最常见的精神病。病因未明,多青壮年发病,隐匿起病,常有感知、思维、情感、行为等多方面障碍和精神活动不协调。

79. 精神病患者发病为什么一次比一次严重,且恢复不如以前

患者经常服药就会对药物产生依赖性和抗药性,长此以往,有些疾病就会使患者出现社会功能受损,恢复不理想,因此康复治疗很重要。

80. 如何做好精神病患者的家庭护理

首先,对患者一天的作息时间要有一个大致的安排。清晨,可陪患者到居室附近的绿化地带散步,呼吸新鲜空气,做做广播操,打打太极拳。白天,让患者下棋、打扑克、玩麻将、听收音机,适当看些书报,还要干些力所能及的家务活,如洗碗、抹桌、扫地、捡菜、倒垃圾等。力所能及的轻便家务劳动可使他们的休养生活不会过于单调。午餐后可午睡1~2小时,起床后看看电视。影视片的内容最好不要过于悲伤或兴奋、惊恐,以免引起患者的情绪波动,影响晚上的睡眠。精神病患者大多都能自理生活。但对一些慢性、退缩的精神病患者,家属应关心他们的饮食起居,督促他们定期理发、洗澡、更换衣服,关心他们洗脸、刷牙、梳头、洗脚。对女患者,家属还要关心她们的经期卫生。对行为紊乱、情绪低落或消极厌世之念非常明显的患者,家属要寸步不离,严加看管,并收好刀剪、绳索、药品等可被患者用作自杀的工具。电源插头安装时,以不让别人能触摸到为宜。患者如果居住在楼上,应在窗上安装栏栅,防止坠楼。不要让患者单独外出,以免发生意外。要关心患者的服药情况,检查患者的口腔,看看患者是否将药藏在舌

下或牙龈边。劝患者不要抽烟、喝酒、饮咖啡或浓茶，这些东西会影响药物的效果，还会影响患者的睡眠，不利于康复。要关心患者的思想，正确对待患者讲的话。在进行教育和劝导时，要注意方式方法，要考虑到患者的某些想法和行为与病态的联系；同时，又要注意患者的精神活动也有正常的一面，所以，要鼓励患者用正常的精神活动去克服和战胜病态的思维。家属对精神病患者的合理要求，应该设法给予满足；对他们提出的不合理要求，家属要耐心开导，耐心解释，要以理服人，以情动人，使患者能认识到自己的要求是不合理的，从而自动收回。做好精神病患者的家庭护理，有助于患者康复，降低复发率，巩固疗效。

81. 对不配合的患者，家属如何带其就医

患者不愿吃药，就要分析一下他为什么不愿用药，一般在劝说下建议其服药。服药不配合的，可去医院求治，医生会根据病情的特点选择适合患者的药物剂型，有口服药片、口服溶液、针剂等，故建议去医院问诊。若非常不配合，家属管理困难，患者有伤害自己和伤害他人的行为，那一定要住院，虽然强制，但从整体治疗效果而言是利大于弊。

82. 抗精神病药物在家里应如何保管

抗精神病药物应由患者家属保管，防止患者漏服或错服。妥善保管药物，千万不要把药物交给患者，放任自流。

83. 精神疾病急性期，如何进行家庭护理

（1）尽量让患者以住院为主。

（2）配合医生护士，遵守医院规章制度。

（3）所有的规章制度都是血的教训或是通过多少年的经验总结出来的，不是针对个人，而是为确保所有的住院患者的安全制定出来的。

84. 精神疾病恢复期,如何进行家庭护理

(1)对患者要随时看管和照顾,并要关心、体贴患者,做好思想工作。不要在患者面前交头接耳,使患者产生猜疑,精神受刺激而导致发病。要严密观察发病的诱因和先兆(如自言自语等)。

(2)加强患者的饮食管理,适当给予营养丰富的饮食。对拒食者要劝其进食,食欲旺盛者要适当限制,做到合理定量。食品要以质软易消化的为主,不要让其吃带骨刺的食物。同时,要防止患者吃得太快,以免产生噎食或呃逆。

(3)搞好患者的个人卫生　有些患者生活不能自理,家属应耐心协助,定期为患者洗澡、更衣和理发,帮助患者洗脸、漱口、梳头等。对于女患者,要管好月经期卫生。注意防止患者受凉,随着天气的变化,给患者适时加衣、盖被。被子要经常晾晒,室内空气要流通。定时诱导患者大、小便,并观察便形,掌握次数。

(4)要坚持给患者服药　家属应监督患者服药到位,防止患者将药物含在舌下及口腔的两颊部,待家属不在时,将药吐掉。

(5)鼓励患者树立治疗疾病的信心,并促使其合群,爱与家属接近、交谈,并充分暴露自己的思想。

(6)要多引导患者参加家庭的集体活动,做些手工及适当的家务劳动,陶冶其性格。

(7)要随时观察、了解患者的情绪,及时安慰并消除各种不良刺激,使其精神愉快。还可定时陪患者欣赏室内外花木、欣赏大自然风景,或外出散步、一同下棋等。总之,要适当满足患者的需要,消除其精神痛苦,以促使其身心健康发展。

85. 如何做好伤人毁物患者的家庭护理

家人要关心体贴患者,并注意避免不良言语或行为激惹患者。了解患者的精神症状,经常注意观察患者的表情、言语和行为的改变,及时采取防范措施,发现患者表情紧张、凶暴时应注意与其保持一定的

距离,用镇静的态度安慰劝导患者。如患者手持凶器,应站在患者的侧面(不要站在患者正面)易于后退的位置上劝说,另一人从患者背后,乘其不备,用力夹住患者的双手,再上前夺下凶器,必要时进行保护性约束。室内的陈设应处处从安全考虑,力求简单实用,移去一切危险物品,如凳子、木棍等。

🪶 86. 精神分裂症患者在家的饮食护理应注意哪些

(1)心境愉悦、兴奋的患者　让患者与家属分开用餐,避免他人的刺激,以便患者能够安心地食用。因兴奋躁动的患者消耗体力比较多,必须保证营养充足,避免因进食不足而导致水及电解质紊乱,甚至脱水,必要时,可采取喂饭及鼻饲,或者给予静脉营养的方法,保证患者机体基础代谢的需要。

(2)精神分裂症受被害妄想支配的患者　因害怕家属在饭菜里投毒而拒绝进食时,可让患者和家属一起配菜、做饭、分餐、用餐,也可以盛好饭菜后,家属先尝,然后让患者食用,这样做可以消除患者的顾虑,进而达到让其主动进食的目的。

(3)情绪抑郁、饮食不良的患者　可用劝解、诱导等方法提高患者的食欲,并尽量改善饭菜质量,要根据患者平时的口味、爱好,选择软烂、易消化的饮食,色、香、味俱全,以刺激患者的食欲。家属帮助患者用餐时,态度要诚恳、和蔼,尽量增强患者的食欲。

(4)违拗、受幻觉支配或忘记进食的患者　开饭前需要事先提醒患者先用餐。引导患者主动进食,不要过于勉强,以防患者因发脾气而影响进食。对于违拗患者在开饭时不吃,趁人不注意时偷吃的情况,家属也不要过于责怪,任其主动慢慢进食。

🪶 87. 节日期间护理患者的注意事项有哪些

(1)坚持药物治疗　过节期间,患者家属千万不可以因各种原因停止服药,中断服药的连续性对精神分裂症治疗效果的巩固没有好处。

（2）饮食上的注意点　饮食清淡易消化，禁止刺激性食物，如烟、酒、咖啡、可乐、人参等。

（3）安抚好患者的心理　过节期间家中人员往来比较多，说话内容较杂，精神分裂症患者对此较敏感，所以家人和亲朋一定要照顾好患者的情绪，避免精神分裂症患者因为一些言语而大吵大闹进而加重病情。

（4）保持生活规律　家属要监督好患者节日期间的生活作息，避免打破生活规律，延长治疗周期或影响治疗效果。

88. 什么是日间康复治疗

日间康复融入了日间医院的治疗概念，是精神疾病患者住院与回归社会期间的过渡性"部分住院"治疗，是让患者白天在医院接受康复治疗，晚上回家，将医院康复资源和家庭社会生活相结合的一种新型治疗模式，是对传统医疗的有利补充。

89. 日间康复治疗的内容有哪些

医院康复部开展的日间康复治疗内容包括疾病知识学习、药物自我处置、症状自我监控、家庭干预治疗、职业规划、回归社会技能模拟等。通过对各种内容的训练，达到改善社会功能、学习补偿性技能的目的，帮助患者防止疾病复发并尽早回归社会。

90. 如何帮助精神疾病患者坚持服药

了解坚持服药对于精神疾病患者的重要性，只有坚持服药才能保证自身病情平稳，才能拥有正常的生活。养成良好的服药习惯，可让家人、朋友监督或记录在手机及随身笔记本中，方便提醒。

91. 精神疾病患者如何更好地适应社会

（1）了解病情反复的原因，梳理疾病复发的因素，总结疾病复发的早期信号,养成良好的就医习惯及服药习惯,培养对疾病早期信号的判断能力。

(2)回顾总结是否选择了正确的医疗途径。

(3)转移关注点,从只关注疾病慢慢地转移到更多地关注生活,积极面对,消除因疾病导致的不良情绪。

(4)看到同伴支持的重要性,通过与同伴的交流听取治疗和康复经验,相互支持。

(5)培养自身兴趣爱好,积极参加社会活动,树立对生活的信心。

92. 服药后注意力、记忆力减退了该怎么办

生活中应注意以下几点:①采用积极健康的生活方式,平时要有规律地生活;②正确进行自我调节,注意保持乐观的情绪和积极向上的心态;③物品放在相对固定的位置,使用后放回原位,对于一些重要的事情可以采取用笔记录的方式,养成良好的生活习惯;④患者在饮食中应该注意补充新鲜蔬菜水果及玉米、全小麦、豆类、蒜头、蘑菇、奶、沙丁鱼、瘦肉等食物;⑤每天可以服用一定量的银杏叶提取物及维生素 E。

93. 精神病患者如何进行人际交往训练

精神病患者由于精神症状的影响,会导致不同程度的社会功能障碍,在精神病恢复期应进行人际关系训练。人际关系训练的目的是使精神病患者对社会中种种应激事件具有应对能力,使之具有与人交往的社会技能,从而提高患者的生活质量,防止复发。

根据精神病患者的实际情况,设立训练的目标,鼓励患者参加适宜的社会活动,帮助患者恢复兴趣和爱好,使其逐渐树立自我价值观念,并在活动中获得快乐和价值感,提高人际交往和社会适应能力。

家属应为精神病患者的康复创造一个和谐的环境,不能指责、排斥患者,否则可能会加重患者的焦虑,降低自尊,有碍患者社会功能的康复。因此,患者家属在对患者进行训练的过程中应该保持耐心,多

以支持为主,不能使其丧失信心。

人际关系的训练应循序渐进,先从简单的社交训练入手,教会患者怎样与朋友打招呼,如何与朋友或家属相约一同看电影、逛公园、参观活动等。通过这些活动,训练患者与人交往的能力,提高社交技能。对患者每一次的社交活动都应给予评价,并共同分析存在的问题,共同制订继续训练的目标,并逐渐实施。

94. 精神病患者在康复过程中要做什么

(1)遵医嘱,坚持按时服药。

(2)定期复查。

(3)患者出院后应忌酒、戒烟、少食辛辣;适当进行递进式体育锻炼;保持心情相对舒畅,情绪稳定。渐渐熟悉并回归到自己病前的工作、生活状态。

(4)培养自身兴趣爱好,多参加社会公益活动。

(5)保持一个良好的心态。

95. 病情好转后是不是就不需要康复治疗了

精神康复是指运用生物学、心理学、社会学等综合协同干预手段,尽力纠正或减少各类精神病所带来的家庭和社会问题,预防复发,减少精神残疾的发生,恢复和提高精神病患者独立生活、适应社会的能力,并最大限度地恢复其因病受损的学习与劳动能力,使患者能自食其力、重返社会,甚至就业。

精神药物的治疗也是一种必要的手段,但单纯的精神药物治疗不可能解决患者康复过程中所面临的所有问题,只有创造一个温馨、个性化的康复环境,才能使广大精神障碍患者的认知、情感和社会适应障碍等问题真正得到改善,减少疾病的复发。要真正让精神障碍患者实现独立生活、自食其力、就业、回归社会的康复目标,需要全社会的关爱。

精神病会导致心理和社会功能等多方面的功能损害,但并不一定会导致终身残疾,事实上,国内外众多的研究实践证明,只要尽早开始接受系统的精神康复训练治疗,许多患者完全有可能恢复和提高其社会功能,从而良好地适应社会生活。

96. 精神病患者回归社会前进行哪些职业训练

(1)自我照顾能力的训练　利用行为治疗的原则,训练其自我照顾的能力。

(2)时间管理能力的训练　教导患者如何妥善安排时间,维持正常的生活作息。

(3)人际沟通能力的训练　利用社交技巧及自我肯定训练等技巧,训练其人际互动的能力。

(4)压力挫折处理能力的训练　利用支持性心理治疗及压力应对策略等技巧,增进患者处理压力挫折的能力,并提高其自信心。

(5)动作技巧的训练　针对患者精细动作及手眼协调的障碍,设计不同的活动,帮助患者恢复其动作能力。

(6)家居生活的训练　透过家庭咨询与治疗,增进家庭成员间的沟通,使家庭成为支持患者的动力。

(7)职业训练　利用以上各种不同的技巧,增进患者的工作能力,并安排适当的工作场所,以使患者能真正独立自主。

(8)邻里生活的训练　通过邻里关怀,减少误解与歧视,使患者能够真正融入自己所属的社区。

97. 职场压力来源于哪些方面

一般有5个方面:①升职、加薪不顺利;②新职工的冲击;③工作量大;④老板要求苛刻;⑤职场人际关系复杂。

98. 如何缓解职场压力

(1)日常减压　在生活中要懂得向家人或朋友倾诉,注意休息,每天适量运动,任何事情不追求完美,多培养些兴趣爱好,享受生活,享受工作和家庭带来的快乐。

(2)生理调节　深呼吸,逐步放松肌肉,保证充分的睡眠来增加精力和耐力。

(3)提升能力　了解自己不确定的因素,想办法提高自己的能力,要知道逃避解决不了问题。

(4)活在当下　用自己所有的热忱、智慧过好今天。

(5)加强沟通　积极改善人际关系,特别是要加强与上级、同事的沟通,压力过大时要寻求主管的协助,不要试图一个人把压力全部承担下来,同时压力到来时还可以主动寻求帮助,采用向家人、朋友倾诉等方式缓解压力,积极应对面临的压力。

(6)时间管理　有效管理时间,合理安排自己的时间。

99. 患者回归社会后,受到歧视怎么办

其实歧视在很多情况下都会发生,因此应该摆正自身心态。解决歧视,一方面需要别人关心你、帮助你,最主要还是要让自己正常起来,融入社会。良好的沟通能力与自身学习到的知识会帮助你重获尊重,重获接纳。

100. 如何缓解学业压力

(1)热爱学业　学生的天职是学习,应从主观上树立热爱学习的精神,排除对学习的抵触情绪。

(2)扩大交往　努力扩大社会友谊交往,良好的人际关系对自己和他人都有好处,也能促进人的进步。

(3)适当放松　写作、听音乐、看书、找朋友倾诉等都是很好的放松方法。

(4)用积极的心态看待事物　停止消极的想法,重新去考虑事物的变化,变消极为积极,有计划地做一些有趣、利于放松的事情。

(5)坚持运动　制订一个锻炼的计划,有固定的锻炼时间、锻炼方

式和锻炼频率。人们常说"身体是革命的本钱",只有拥有好的身体,才能学得更好,并且还能使身心得到放松,岂不是两全其美。

(6)注意饮食　有计划地多吃一些促进健康的食物,食物的数量和种类要合理。好的饮食能带来健康的身体,使人更有精神去应对沉重的压力。

101. 患精神疾病后不被周围人理解时该怎么办

患者应循序渐进地改善人际关系,选择适当的时机与周围人接触。接触时应把握分寸感,不要一开始就谈自己的病情或别人不感兴趣的话题,可选择一些家常话题或大家关心的热门话题,哪怕就是简单的几句问候也是有效的。还要参加一些力所能及的社会劳动,用事实向他人表明自己的能力。有条件的话,可以在人际关系较融洽后,宣传一些精神卫生知识,当人们了解了精神病知识以后,那些愚昧落后的偏见自然便不攻自破了。拿出勇气正视社会现实,应该看到这种不良的社会环境在一定程度上是无法避免的,是每一个精神病患者都有可能遇到的客观现实。逃避现实或抱过高期望都是不可取的,只有承认困难才能战胜困难。患者如果做好充分的心理准备去面对社会偏见,就可以增强对不良心理刺激的抵抗力。

102. 如果朋友知道我有精神疾病,那我该怎么和他们交往

坦然面对自身患病的事实,告知朋友疾病的可治疗性,并告知朋友自己目前所处的状态,必要时可寻求他们的帮助,普及关于精神类疾病的相关知识,消除其对精神疾病的误解和偏见。

103. 运动对疾病的康复有帮助吗

多运动不仅可以帮助我们提高身体免疫力,还能帮助我们锻炼意志力。对于精神病患者,运动可以改善其懒散状态,提高服药依从性。运动时会分泌一种叫作"内啡肽"的化学物质,这种物质可以使人保持

乐观的状态,拥有好的心情,所以运动对于精神疾病的康复有积极的作用。

104. 精神病患者康复教育包括哪些方面

(1)对自身疾病的正确认识。
(2)精神疾病的药物治疗及康复治疗。
(3)精神疾病的家庭护理。
(4)出院后的注意事项。
(5)把控情绪的方法。
(6)家庭成员与精神病患者相处的方式。

105. 学习精神康复知识的途径有哪些

(1)网络、书籍等媒介。
(2)医院为家属及患者开展的健康教育宣传活动。
(3)医院网站及公众号。

106. 家庭康复技能训练包括哪些内容

(1)日常生活活动训练　包括个人卫生、盥洗、饮食、衣着、排便等活动。
(2)文娱体育活动　着重培养社会能力,加强社会适应力,促进身心健康,如歌咏、舞蹈、球类等。
(3)家庭生活技能训练　包括家庭清洁卫生、家庭布置、物品采购、食物烹煮、钱财管理及社交礼仪等。

107. 服用精神药物会成瘾吗

成瘾是指一个人对某种物质的需求不断增加,服用以后就感到舒服,一段时间不用就会全身难受。这是由于人的大脑中有一个"犒赏中枢",当人愉快的时候就会释放一种叫做"多巴胺"的化学物质。例如,当瘾君子吸食毒品时,毒品会对大脑进行化学反应式的刺激,使机体释放大量多巴胺产生快感,而大脑会对这种刺激做出反应。因为本身释放的多巴胺减少,所以在得不到毒品时会难受。

精神科应用的药物统称"精神药物",常用的精神药物有4种:抗精神病药、抗抑郁药、抗躁狂和抗焦虑药。这些精神药物有不同的作用机制,但都不是通过刺激"犒赏中枢"来达到治疗效果的。显然,医生为患者开具精神药物是为了治疗精神障碍,正常情况下,服药后应有的作用是精神症状减轻和消失,而不是产生快感、让人依赖,因此精神药物不会成瘾。

108. 要结婚了,要不要告诉另一半我有精神方面的疾病

(1)不要在相识初期就告诉对方,因为你的绝对隐私只能告诉自己最亲近的人。

(2)在确定恋爱关系前根据情况逐渐透露,给双方一个机会全面考虑是否继续交往。

(3)结婚前最好如实告知,当然你也可以选择继续保守隐私,但必须有承担后果的心理准备和承担责任的勇气。

(4)自身要保持病情稳定,尽量放下对于疾病的心理负担,平静坦然地告诉对方自身的病情状况、疾病的性质和可治疗性,只要坚持服药就能最大限度地保持病情平稳,病情稳定就能正常生活。

109. 如何根据患者的人格特点选择工作类型

不同的人格特点适宜于不同的职业,特性因素论认为个体差异现象普遍地存在于个人心理与行为中,每个人都具有自己独特的能力模式和个性特征。而某种能力模式及个性特征又与某些特定职业存在相关性,如果个性适宜于某种职业,那么个体就能感到满足,并能创造出良好的工作绩效。

(1)现实型(R)　有运动机械操作的能力,喜欢机械、工具、植物或动物,偏好户外活动。

（2）传统型（C）　喜欢从事资料工作，有写作或数理分析的能力，能够听从指示，完成琐碎的工作。

（3）企业型（E）　喜欢和人群互动，自信，有说服力及领导力，追求政治和经济上的成就。

（4）研究型（I）　喜欢观察、学习、研究、分析、评估和解决问题。

（5）艺术型（A）　有艺术直觉、创造的能力，喜欢运用想象力和创造力，在自由的环境中工作。

（6）社会型（S）　擅长和人相处，喜欢教导、帮助、启发或训练别人。

110. 我应该怎样选择一份合适的工作

择业与个性、兴趣、能力之间有相关性，个性在其中起着很重要的作用。我们很难想象一个沉默寡言的人能成为一名优秀的推销员，同样我们也很难想象一个依赖性强的人能成为一名合格的领导者，这就是个性在其中的影响力。现在有许多年轻人在谈及他们跳槽的原因时也常会抛出一句"不适合自己的个性"，这些都表明个性在职业选择中的重要作用。

对于兴趣和择业的关系，我们会发现当你干不喜欢的工作的时候可能会倍感厌倦，虽然有高薪，但你并不快乐。其实，工作本身也是生活的一部分，工作质量的高低也决定了你生活质量的高低，工作并不是毫无感情的，它对于你的意义可绝不在于供你吃穿，实际上，它是你实现理想的途径，是使你生活得快乐幸福的隐形伴侣。

兴趣是你"喜不喜欢"做，现在，你需要问自己一下"我能不能做"。如要做舞蹈演员、健身教练、司机等，必须要求具有运动协调能力，身体能够迅速而准确地做出动作反应；而善于进行人与人之间的互相交往、互相联系、互相帮助，能够协同工作并建立良好的人际关系的人则比较适合做公共关系人员、对外联络人员、政府新闻官、物业管理人员等。可见，择业与个性、兴趣、能力等有着密不可分的联系。

111. 如何判断精神疾病患者的自知力恢复程度

自知力是指患者对自己精神疾病的认识和判断能力,具有自知力的患者能觉察和识别自己的疾病症状及精神状态的异常,能正确判断和分析疾病。精神病患者在发病初期尚有自知力,随着病情加重,患者的自知力逐渐消失,自知力缺乏是精神病患者特有的表现。待精神病患者经过治疗,症状改善、病情稳定后,患者自知力会逐渐恢复。临床上将有无自知力及自知力恢复的程度作为判定病情轻重和疾病好转程度的重要指标。

临床上一般以精神病患者精神症状消失,认识到自己的精神症状是病态的,即为自知力恢复,自知力的判断对评估疗效和预后有重要意义。

自知力恢复的判断标准包括患者能充分认识到自己已经患了疾病;能够辨认自己正常或不正常的表现;能认识到自己所患疾病为精神类疾病;能清楚地分析说明自己病态的表现或体验属于病态的原因;能够清楚地说明精神障碍发生发展的过程;能认识到治疗是必要的,并能主动求医,迫切要求治疗,并给予积极配合。

 112. 抑郁症患者如何选择工作类型

很多人得了抑郁症之后,由于自身的原因,并不适合从事某一些工作。良好的工作环境能够抑制抑郁症病情的发生,相反不合适的工作只会加重抑郁症的病情。那么到底有哪些工作不适合抑郁症患者呢?

(1)脑力劳动　一项针对抑郁症患者的调查结果表明,脑力劳动者是较容易陷入抑郁情绪的。一方面,这与脑力劳动者多思少动的工作性质有关;另一方面,脑力劳动行业的竞争更激烈,比如学校、高科技行业等,都会造成人们的精神过度紧张,心理压力过大。

(2)基于噪音对人情绪的影响,工厂、建筑队等噪音频发的工作环境不适合抑郁症患者。

抑郁症患者常具有自卑心理,并且神经过于敏感,因此适合从事能够定时定量,工作压力相对较小,富于阶段性的工作。这样的工作有档案管理员、图书保管员、统计员、文员等。

基于精力和精神损耗过大的原因,不鼓励抑郁症患者独立创业,但抑郁症患者可以从店员做起,逐步接触社会。

113. 精神疾病患者工作期间应注意什么

(1)坚持服药 尽管精神分裂症的预后效果良好,但患者需坚持服药,不要自行减药、停药和换药,一切遵医嘱。否则,精神分裂症的高复发率会让患者重新陷入痛苦。

(2)安心用药 精神病药物的副作用一直是患者最为关心的问题,他们担心药物的副作用会永久损害他们的大脑进而影响自己的工作能力。其实这种担心是没必要的,精神病药物不会对大脑的认知功能造成损害,并且大多数副作用都是可逆的,如患者感到不适,可征求医生的意见减药或换药,症状即可消失。

(3)轻松工作 患者康复后不要过早地从事高强度、高压力的工作,神经高度紧张极有可能导致疾病复发。因此,最好选择自己感兴趣的工作,合理安排工作时间,注意劳逸结合。

(4)勿碰烟酒 工作场合免不了各类应酬,尤其是男性,吸烟、喝酒更是应酬中不可缺少的环节。但是对于精神分裂症患者来说,这两类是绝对不能碰的,烟酒会对脑神经造成进一步的损伤,从而导致疾病复发。

114. 做完一期康复治疗是不是就完全康复了

康复治疗强调全程的陪伴,除了在住院期间要进行配套的康复治疗,还要坚持出院后的门诊日间康复治疗或者社区康复治疗,以及出院后的家庭康复治疗。康复治疗的场地不一定局限于医院或某个场所内,也不局限于一定的次数,重点在于全程以及多学科的配合,改善患者的社会功能,让其最大限度地回归社会。

115. 多久做一次康复治疗比较好

康复治疗应该是伴随疾病始终的,分为个体康复和集体康复。患者可以根据在医院制订的康复计划,每天进行个体康复的内容。根据安排,定期参加集体的康复活动,这样对患者的康复能够起到事半功倍的效果。

116. 出院在家可以做康复训练吗

可以,有专业的家庭康复内容。家庭康复是指在有关医护人员的指导下,以家庭系统为着眼点,通过整个家庭系统中各种关系的相互作用而使精神残疾者达到康复的目的。其成功与否取决于社区护士(康复师)、家属及患者三方面因素的配合好坏。

慢性精神病患者经过一段时间的治疗与护理,出院后大部分精神症状能得到控制,但长期住院治疗导致患者社会适应能力较差,往往表现为情感淡漠、自理能力差、缺乏主动性和注意力不集中等,明显地影响了日常生活和工作能力。此时,家属如能做到恰当护理,可消除或减轻患者的心理压力,最大限度地恢复患者的生活及工作能力。

(1)心理疏导 心理疏导是家庭康复中的重要方面。由于社会上普遍存在对精神病患者的歧视和偏见,给患者造成了很大的精神压力,患者常表现为抑郁、悲哀、自卑等,性格也变得暴躁。对此,家属应多给予包容和理解,满足其正常心理需求,尽力消除患者的悲观情绪。患者生活在家庭中,家属便于对其思想、情感、行为进行细致的观察,并掌握适当的心理护理方法,随时对患者进行启发与帮助,使其从矛盾意向中解脱出来。

(2)生活技能训练 精神病患者彻底治愈后能够进行正常的生活,在学习、工作、家务劳动、社会交往等方面都能适应,有的患者甚至可以取得出色的成绩。但部分患者由于长期住院治疗,存在不同程度的生活技能缺损,影响了生活自理能力和社会交往能力,因此需要对其进行生活技能训练。生活技能训练主要包括以下几个方面：

①日常生活训练。日常生活能力训练是恢复生活能力的最好方法，包括饮食、洗漱、更衣、大小便自理、洗澡、家务劳动及外出散步等，在训练中应遵循患者参与和自理的模式，由家属共同制订治疗及康复计划。鼓励患者积极参与康复过程的每一阶段，指导患者自我照顾，以克服其生活上的懒散、终日卧床等做法。根据患者的具体情况安排一些有益身心健康的内容，如饮食起居、广播操、听音乐、看电视、家务劳动等，增强生活情趣，培养生活能力。与此同时，家属应肯定成绩，给予鼓励，使患者树立信心。

②人际关系训练。目的是使精神病患者对社会中种种应激具有应对能力，使之具有与人交往的社会技能，从而提高患者的生活质量，防止疾病复发。根据患者的实际情况，设立合适的目标，明确生活目的。鼓励患者参加适当的社会活动，并在活动中获得快乐和价值感，提高人际交往和社会适应能力，如老年之家、社区青年协会等。家属应与患者建立良好的关系。患者是否适应与家属的情绪有关，当家属拒绝患者的要求时，会导致患者产生罪恶感，有碍病情好转。家庭内环境的稳定保证了患者精神上的健康成长。因此，家属在对患者进行训练的过程中应保持耐心细致的态度，多以鼓励支持为主，不能使患者丧失信心。训练过程中应遵循循序渐进的原则，可先从简单的社交训练入手，如教会患者怎样主动与朋友打招呼，怎样约亲属、朋友看电影、逛公园、参观等，对患者的每一次社交活动都给予评价、分析和总结，共同制订下一个阶段的训练目标。

③职业技能训练。家庭康复的目标是使患者的工作和学习能够得到重新安置，使其尽可能恢复病前的职业技能或发展他们有兴趣、有专长的技能，以适应社会的需要。

（3）预防复发　精神病患者出院后需要较长时间服用抗精神病药物以维持治疗，这是巩固疗效、防止复发的重要措施。家属一定要督促患者按医嘱服药，防止任意增减药量或停药。帮助患者保持情绪稳定，保证足够的睡眠，避免暴饮暴食，忌烟酒。注意随时观察病情，早期发现复发先兆,早期治疗。如患者出现以下症状,应及时到专科医院就诊:①情绪低落、悲观失望;②烦躁焦虑、好发脾气;③记忆力减退、工作学习效率下降;④睡眠规律紊乱,日夜颠倒或失眠;⑤出现自语、自笑或短暂的幻觉;⑥孤僻,缺乏主动性,不与人交往,生活懒散;⑦否认有病,拒绝服药等。如有意外情况及时和患者的主管医师联系。在康复过程中注意引导患者接受适当的社会性刺激,如让患者适当劳动,参加一些文娱活动,接受一定的医学知识教育等。

117. 如何预防精神病患者自杀

精神病患者由于受精神症状的支配,自杀行为往往难以预料,常引起一些医疗纠纷。因此对精神病患者自杀行为的预防是精神科临床工作的重要任务之一。应采取如下的防范护理措施:

(1)严格监测生命体征　护理人员应仔细观察,及时给医生反映患者的病情变化和产生自杀行为的先兆,及早干预,以便及时调整药物的剂量,控制病情。

(2)做好心理护理　与患者建立良好的治疗性人际关系,经常与其主动接触,态度和蔼,加强与患者内心世界的交流,使其在心理上得到宣泄,缓解消极的情绪,淡化自杀意识。

118. 强迫症的康复治疗方法有哪些

强迫症是指患者对某些明知不合理但却经常出现且无法控制和摆脱的观念、意向或行为,感到十分苦恼。康复方法有支持性心理治疗和行为治疗。

支持性心理治疗主要是向患者解释此病既不会演变成其他精神病,也不会失去自我控制。此外,还要鼓励患者用意志去克服强迫症状。这种解释也应向家属讲明。

行为治疗主要采用反应阻抑法,即每当患者要进行强迫行为时,治疗者就以种种方法阻抑其出现。这样做在开始时常会加重患者焦虑,但随着一次次的反应阻抑,其焦虑会逐渐减轻,引起强迫行为的强迫观念也会减轻。

　　本病患者的基本社会功能大多保持良好,宜鼓励他们积极参与社会活动和包括生产劳动在内的正常社会生活。

119. 抑郁障碍的康复治疗方法有哪些

　　(1)认知行为治疗　认知行为治疗是一种通过困难或挑战抑郁障碍患者对自我、周围环境和未来的不合理信念和错误态度来减轻抑郁症状,鼓励患者在现实生活中改变不恰当的认知与行为的限时、强化、侧重症状的心理治疗。轻中度抑郁症急性期治疗推荐可单用或与药物合用,巩固期和维持期治疗推荐可单用或与药物合用。

　　(2)人际心理治疗　人际心理治疗是一种侧重抑郁障碍患者目前的生活变故,如失落、角色困扰与转换、社会陌离和社交技巧缺乏,以及调整与抑郁发作有关人际因素的限压的心理治疗。轻中度抑郁症患者急性期治疗推荐可单用或与药物合用,巩固期和维持期治疗推荐可单用或与药物合用。

　　(3)行为治疗与行为激活　是最早应用实验和操作条件反射原理来认识和治疗临床问题的一类心理治疗方法,它强调问题,针对目标和面向将来,是以实验为基础的一类操作治疗方法,应用人的学习原则来克服精神障碍,具有针对性强、易操作、疗程短、见效快等特点。轻中度抑郁症急性期治疗推荐可单用或与药物合用。

　　(4)家庭治疗　旨在矫正家庭系统内人际关系的一类治疗方法,其理论假设将症状行为与问题视作异常家庭关系的结果而非某一成员的特性,即心理障碍产生于家庭内部人际关系而非个体本身。婚姻治疗是对婚姻关系出现问题的配偶进行心理治疗,旨在改善配偶间的婚姻状态。婚姻治疗所关注的是夫妻的关系,包括他们之间的情感、相处关系、沟通状况或所扮演的角色等。由于夫妻是家庭的一部分,因此婚姻治疗在某种意义上可以包括在广义的家庭治疗中。对于存在明显家庭或婚姻冲突的抑郁症患者,可考虑在药物治疗基础上合用家庭或婚姻治疗,有利于降低复发的风险。

(5)团体心理治疗　指治疗者同时对许多患者进行心理治疗。各种个体心理治疗的技术都可以应用在团体治疗中,这种方法不仅节省治疗所需的人力,同时还由于患者参与了团体互动,能产生一定的治疗效果。

(6)运动治疗　可以作为药物治疗轻中度抑郁障碍的一种辅助治疗方法,但不能作为单一的治疗方法,由于无法使用双盲法而使得研究难以建立控制条件,故关于运动治疗的研究多倾向于使用药物或安慰剂、非运动的或者不同频率和强度的运动作为替代条件进行。有2项研究表明,每天运动,持续7~10天就能显著改善抑郁症状。高频率与低频率运动对抑郁的效果没有显著的差异;此外,在儿童和青年抑郁患者的治疗中,运动治疗优于没有治疗,与心理干预的效果相当。Meta分析则显示运动治疗与其他通常的治疗方法、不治疗或安慰剂相比没有任何优势。也有证据表明,运动治疗、药物治疗以及药物和运动联合治疗同样有效;甚至对于重度或难治性的抑郁患者而言,药物与运动联合治疗比单独使用药物治疗有效,运动治疗的有效性有待于进一步证实。

(7)光照治疗　虽然大多数研究存在研究样本量少、控制条件不足以及研究时间短(2~5周)等问题,但研究结果均表明,光照治疗无论对于季节性抑郁还是非季节性抑郁障碍都是有效的,其治疗的效应量甚至与大多数抗抑郁药物相等。光照治疗的机制尚不清楚,但有研究显示,与修正被扰乱的生物节律以及调整血清素和儿茶酚胺系统有关。

120. 精神分裂症的康复方法有哪些

这些患者在疾病发作期及症状残留期不仅出现生活、工作及社会活动能力的混乱和缺陷,也干扰了正常的家庭、社区生活和生产建设,有的还产生严重的社会影响。这种现状提示积极开展精神分裂症的康复工作有重要意义。具体措施如下:

(1)一般技能训练　在精神分裂症的全过程中始终要进行行为技

能训练。因此,无论是急性起病还是慢性病情急性发作者,一般急性症状经医疗处理获得控制后即可开始各项训练,而在长期的慢性病情阶段中,行为技能训练则成为促进康复的主要手段和方法。与此同时,还必须结合社会生活环境进行调整。

(2)作业技能训练　在安排精神分裂症患者的作业技能训练方面,经过简单劳动作业(一般工疗)后,应尽可能做出个别化处理,即发扬每个患者的特长和技能。由于本病患者除很少数因重度衰退而丧失劳动能力外,大多保持原有的技能并往往有藏而不露的倾向,所以需要工作人员持之以恒地发掘及诱导。需要重视的是,工作技能训练应尽量与劳动报酬结合起来,对可以产生经济效益的工种,宜给予患者适当的分成收入,使其有获得合理酬劳的印象。

(3)社交娱乐方面的技能训练　应主要采取丰富多彩的集体活动形式,从而改善患者的社会活动能力,这也是针对精神分裂症患者普遍存在的孤独、内向、脱离现实等特征而进行的训练。可选择的集体活动形式很多,大型的如工体联欢会、文娱演出会、歌咏比赛会、智力竞赛活动、运动会等;中、小型的如集体旅游、交谊舞会、音乐欣赏及小组游戏活动等。在组织和引导患者参加各种文娱活动时,工作人员要尽可能发挥患者这方面的特长,提高他们的兴趣以促进社会交往能力。同时,工作人员要主动与患者一起参加活动以培养良好的医患关系,有利于康复措施顺利施行。

(4)职业规划　进行未来职业和生活的规划,运用标记奖酬法,如代币疗法是一种操作条件反射的行为疗法,主要应用于慢性精神分裂症。

121. 双相障碍的康复方法有哪些

社会心理干预方面的康复措施对双相障碍具有不可替代的作用,能降低复发的风险、减少药物治疗剂量及住院,提高治疗依从性,有助于患者的躯体康复、心理康复、社会康复和职业康复等。具体措施有:

(1)个案管理　通过评估患者的精神症状、功能损害或者面临的主要问题,有针对性地为患者制订阶段性治疗方案,以及生活职业能力康复措施并实施,使得患者的疾病得到持续有效治疗、生活能力和劳动能力得到恢复,帮助患者重返社会。具体目标:①对患者的精神状况进行连续监测;②确保患者和家属或其他照料者充分地了解疾病和治疗的实质;③帮助患者缩短病程,合理用药;④减少住院治疗所致的创伤和焦虑;⑤为继发性疾病和精神疾病共病的发生寻求积极而充分的治疗;⑥减少疾病对患者的心理造成的负面影响;⑦帮助患者康复,回归社会,重建正常生活。

(2)家庭干预 对双相障碍患者的家庭干预是将药物治疗、家庭教育、危机干预等手段相结合的一种康复治疗手段。治疗工作的重点集中在患者家庭成员之间的人际关系上,在家庭干预的过程中,治疗者对患者及家庭成员进行家庭教育、技能训练和危机干预,帮助他们克服精神疾病所造成的生理及心理影响,使家庭成员恢复或建立正常的情感表达及家庭关系。家庭干预的方法一般可采取多个家庭参加的集体治疗方式或单个家庭的个别化治疗方式。集体干预以 10～30 个家庭中主要承担照料的亲属参加为宜,便于在接受知识教育中结合讨论,不同家庭间相互交流沟通,以利于减轻无助感和孤立感,可获得较大的干预效应。若某个家庭会顾忌一些隐私或存在某种特殊情况时,采用个别家庭治疗则较为适合。

(3)生活及社会技能训练 生活及社会技能训练的目标,是处理双相障碍患者角色功能的特殊缺损,使患者在社会人际交往、自我照料及适应社会生活等方面,通过学习和训练,获得工具性技能和社交性技能。社会技能训练的方法,既能针对双相障碍患者个体,也能在集体中施行。社会技能训练主要包括工具性技能和社交性技能两部分,工具性技能包括用药的管理、个人整洁与卫生、合适地处理个体财务、症状的自我控制、添购物品、制备日用食品、使用交通工具;社交性技能包括适合不同场合的人际交谈、非言语性社交技巧、职业的寻求和保持、友谊的建立和维持、约会或礼貌地拒绝、与人共享的休闲娱乐活动。

（4）职业康复　目标是帮助从业年龄的双相障碍患者寻求就业成功或保持及适应职业状态，使之达到尽可能高的职业功能水平。职业康复的方法包括：①庇护性工场；②过渡性职业；③职业俱乐部；④职业支持。

122. 如何与不同类型的精神疾病患者相处

对于精神疾病患者来说，家人的支持、理解、陪伴对于其治疗康复非常重要。那么，作为与精神疾病患者最亲近的家人，或者邻居、朋友，该如何与他们相处呢？广州白云心理医院精神科主任马宗淑表示，由于精神疾病患者的病情不同，家属在与患者相处时要根据患者的不同病情区别对待，才能有助于患者的恢复。

（1）兴奋躁动的患者　对这类患者，语气要平和，以安抚为主。不要给患者施加压力，否则会更加激怒患者，另外，对患者进行批评或指责也是不可取的，实际上也是无效的。

（2）幻觉妄想的患者　对待此类患者既不能过分关心，又不能冷眼视之，要防止患者提出极端要求，如某女患者存在言语性幻听，称邻居总骂她，对此她非常气愤，家人为了显示对其关心，也表示气愤，结果患者反复要求家人找邻居打架。

（3）抑郁自责的患者　对此类患者要态度和蔼，耐心解释以减轻心理压力。如果患者对疾病过分担心、忧虑，要淡化"病"字，以减轻焦虑抑郁的情绪。谈话时多鼓励、少打断，尽其宣泄，适时表示同情和理解。

（4）反复要自杀的患者　对待此类患者除了态度和蔼外，言语表达也要明确，要敢于和患者讨论自杀，主动涉及症状，不要怕刺激患者。要告诉患者采取自杀行为结束生命将会给家人留下更大的痛苦，是自私的表现。同时还要加强看护、检查周围环境的安全情况，防止意外事件的发生。

（5）敏感多疑的患者　对待此类患者要以反复劝说、反复解释或给予适当的保证为主。同时，还要注意在日常生活中，家庭成员之间讲话时应该尽量不要回避患者,甚至要有意识地让患者听清楚,这样可以减少患者的误解。

123. 如何了解患者对疾病产生了负性情绪体验

一方面家属或医生可根据患者最近的表现(如对事情的态度、人际交往、积极性)来判断患者此时的情绪;另一方面可由医生或康复治疗师通过访谈法来了解患者出现此情绪的原因。

124. 如何了解患者的自我认同是否存在困惑

一般来说,患者处于不良的情绪体验之中,会对自我有重新认识和定位。如果患者在做日常的事情或从事工作时,安于现有的工作、生活或对自己现在的工作感到不能胜任,主动要求做一些难度低的工作,同时也不那么争强好胜了,等等,这些迹象都表明患者对于自身的认识和评价与之前相比降低了。

125. 患者感受到矛盾的社会交往关系,正常吗

如果患者出现了矛盾的社会交往关系,我们需要明确这是一种正常的现象。患者在治疗过程中虽然受到了医护人员的尊重,但在进一步的交往中却普遍感到微妙的拒斥,那种职业性的治疗关系会否定患者更深一步交往的意愿,使其感到二者之间隐隐的但却实实在在存在的界限;患者对现有诊断、治疗手段、康复方式的困惑和不满。多数人虽已有明确的诊断,但其还不愿意认为自己是"精神病患者",对精神病尤其是精神分裂症的诊断表现拒斥;对于精神疾病的康复,患者更是感到困惑和不满,不仅仅是因为长期地维持用药,更重要的是不知道什么时候可以停用药物,不知道何时、什么情况下自己才真正康复,而医生的解释也是模棱两可,没有明确的结论。

126. 如何了解精神病患者家属的需求

家属作为精神疾病患者最主要的支持力量,其自身也面临着巨大

的心理压力,很需要得到社会各界的关注与支持。因此,在为患者进行康复治疗时一定不能忽略家属的作用,家属也不能有康复是医院的事情,与我们无关的看法。治疗师也应该通过访谈法或量表测查来了解家属的需求,在情况允许的情况下建立家属支援中心,为家属提供宣泄、交流的场合。

127. 精神疾病患者如何选择治疗方式

精神病的发病在人群中占有一定的比例,无论是哪种精神病,患者和家属都会感到痛苦,即使是躁狂发作,也会有不同程度的痛苦,更有一些患者,在病态信念的支配下可能产生冲动行为。例如,精神分裂症患者,有些会自杀或扩大性自杀;抑郁症患者,他们中的有些人本来并不想死,但是一些控制不住的想法或不得不重复的动作让他们痛苦不堪,比如强迫症,于是产生自杀的念头。药物对他们的帮助总是有限的,而且每个病种疗效不佳都占一定的比例,那就是难治性患者。针对这些情况,临床医生会采取很多措施,其中一项便是手术。施行立体定向术,一部分患者由冲动攻击变成"鼠胆",对周围事物明显较正常人畏惧;一部分患者在冲动消失一段时间后再次产生冲动。无论前者还是后者,患者的智力也都会受到一定程度的影响,患者的利益以及生活质量是应该考虑的,如果他们的冲动行为不太严重,可以慎行手术。但是如果患者对自身或者周围人时刻都有强有力的威胁,那恐怕就不能只考虑患者的利益了,毕竟他们会殃及更多无辜的人。精神病患者伤害无辜人士的事例是值得考虑的,患者有权利,周围人也有权利,所以需认真权衡,根据情况下结论。

128. 精神疾病"治不好",所以不需要治疗吗

不是的,治不好不等于不需要治疗。精神疾病对家庭和个人都会造成严重的伤害。因此需要及时到专业医疗机构就医,经过正规治疗,大部分患者的病情可以得到有效控制,部分患者可以恢复正常的生活。

129. 小时候头部受伤,是不是一定和现在的精神疾病有关系

不确定,要了解既往史及各项检查后才能确诊。颅脑外伤性精神障碍是指颅脑受到外力的直接或间接作用,引起脑器质性或功能性障碍时出现的精神障碍。平时与战时均属多见,青壮年居多。但是一般的摔倒、磕碰、皮外伤,因为没有出现意识障碍,一般不会出现精神疾病。

130. 双胞胎孩子中一个患了精神疾病,另外一个是不是也会得病呢

由研究得知,一般人罹患精神分裂症的比例为3‰,而与精神分裂症患者有血缘关系的亲属患病的机会比一般人高。以目前研究结果来看,患有精神分裂病症患者,其同胞兄弟的罹患率为7%~15%;假如父母有一方患病,其子女的罹患率增加至16%;若双亲均患有该病,其子女的罹患率为40%~68%。一般人双相障碍的罹患率是0.4%左右,异卵双胞胎的罹患率是26.3%,而同卵双胞胎的罹患率是95.7%。因此我们必须考虑遗传的影响。虽然遗传对精神病的成因扮演着很重要的角色,但并不是绝对因素,也就是有遗传影响的子女并不一定都会发病,我们不能忽略后天生活环境因素的影响。

131. 药物价格越高,疗效越好吗

不一定,应该根据患者的疾病及症状,选用合适的抗精神病药或者合用,但不是药价高疗效就好。抗精神病药是一组用于治疗精神分裂症及其他精神病性精神障碍的药物,治疗剂量并不影响患者的智力和意识,却能有效地控制患者的精神运动兴奋、幻觉、妄想、敌对情绪、思维障碍和异常行为等精神症状。我们要综合考虑,根据患者的性别、体重、婚育情况、既往治疗药物敏感情况选择合适的药物,而不是单纯根据价格来决定。

132. 药物治疗是不是达到最大量效果就最好

不是,患者存在个体差异,在治疗的血药浓度范围内均可控制精神症状,一般我们认为治疗有效且副作用最小为适合剂量,而不是盲目追求最大量。

 133. 抗精神病药物可以间断服用吗

不行。精神疾病目前病因不明,但公认主要是脑功能失调所致,从生物学角度讲,就是脑中某些区域的神经递质或者受体分泌过多或者不足,大多数精神药物都是针对这些递质的。骤然停药会引起相应区域反射性递质分泌增加或减少,从而引起病情加重,也会导致相应受体敏感性下降,下次用药效果不佳,副作用会加大。但是有一小部分非重型精神疾病患者并不需要长期服药,病情稳定后,根据疾病的不同特点是可以逐渐减量直至停药的。

 134. 上次就诊时所有检查结果都正常,这次为什么还要做检查呢

用药后可能对躯体造成影响,动态监测用药过程中身体各项重要指标非常有必要。上次检查结果正常,这次不一定正常,所以要复查。如果监测后结果正常,可以继续以前的药物,如果有异常,医生还需要对治疗方案做调整。

135. 服用药物后影响性功能该怎么办

部分抗精神病药物和抗抑郁药物的确会引起性功能减退,如果减退不明显,可以通过适当的康复训练调节。若明显影响性功能,请及时就医调整药物。

136. 服用抗精神病药物会影响生育能力吗

长期口服抗精神病药物可能会造成身体激素水平变化,也可能在服药期间有不同程度的性功能障碍,但是停药后上述情况均可缓解,所以不会影响生育能力的。

137. 感冒的时候能不能服用抗精神病药物

能。感冒患者可以正常服用抗精神病药物,可以错开时间服用。

138. 吸烟会不会影响药物的效果

吸烟主要通过诱导肝药酶 P450 的 1A2 发挥对精神药物代谢的影响,吸烟的患者应尽量避免用度洛西汀、米氮平、奥氮平、氯氮平及三环类抗抑郁药。因为吸烟时会导致这些药物的血药浓度降低,戒烟时又会使这些药物的血药浓度反常性增高。

139. 饮酒会不会影响药物的效果

酒的基本成分是乙醇,乙醇作为一种强效的亲神经物质,能引起全面的、非特异性的、可逆的中枢神经系统抑制。乙醇的酶诱导作用对精神药物的代谢影响报道较少,主要是通过和有镇静作用的精神药物(苯二氮䓬类镇静催眠抗焦虑药、巴比妥类镇静催眠药、有镇静作用的抗抑郁或抗精神病药等)产生协同作用,加强中枢抑制,从而带来危险,甚至导致死亡。

140. 精神分裂症的阳性症状指什么

在医学上,妄想和幻觉通常被认为是精神分裂症的精神病表现。妄想也就是存在不正确的对自己或他人构成危害的信念;幻觉就是凭空想象出并没有发生的场景。

141. 体检时做心理量表测定提示分值偏高，是不是有精神病

心理测评又叫心理测量，是指依据一定的心理学理论，使用一定的操作程序，给人的能力、人格及心理健康等心理特性和行为确定出一种数量化的价值。现阶段心理测量以心理量表测评为主要测评手段。心理测评是通过科学、客观、标准的测量手段，对人的特定素质进行测量、分析、评价。它可以作为临床参考依据，但不能仅凭心理量表测定来确定某人是否有精神病。

142. 精神疾病可以依靠仪器确诊吗

不可以，精神疾病的确诊要靠精神科医生对患者进行全面的精神检查、体格检查，辅以实验室检查，以及家属提供的详细病史，综合分析后才能确诊。

143. 在不同的医院反复就诊但不服药，可取吗

不可取。精神疾病的治疗是长期的过程，用药原则是单一、足量、足疗程，若仅在不同医院反复就诊，一再求证诊断，不按时服药与监测，不仅起不到相应的治疗效果，反而会耽误疾病，很多疾病越早治疗，疗效越好，预后也越好。

144. 患者刚开始用小剂量药物就可以控制病情，随着时间推移为何需要用更多药物

精神科用药的原则是单一、足量、足疗程，根据病情逐渐加量。有些患者不愿意服药，经常自行减药停药，病情多次反复导致相应受体敏感性下降，药物的剂量就需要增加，甚至需要合并其他药物或者换药。

145. 抗精神病药物服用时间较长,需要更换别的药物吗

一般不需要,若出现药物不良反应(体重增加、闭经、泌乳等),并且对症处理效果不佳时才考虑换药。

146. 刚开始患病几年住一次院,为何病久了一年住几次

精神疾病患者的复发率很高,且病情迁延。以精神分裂症为例,首次复发率达到70%,一般都是慢性迁延,在院外的用药依从性不好也是病情复发的原因。

147. 患者坚称已经服药,但病情仍反复,有方法检查患者真的在服药吗

有,目前一些医院开展血药浓度监测,血药浓度监测是以药代动力学原理为指导,分析测定药物在血液中的浓度,用以评价疗效或确定给药方案,使给药方案个体化,以提高药物治疗水平,达到临床安全、有效、合理地用药。

148. 患者服用药物疗效不佳,有方法可以了解患者对哪些药物比较敏感吗

有,开展药物基因检测可以了解患者是某种药物的快代谢型、超快代谢型还是慢代谢型等。这样可以为临床选择药物提供有力的保障。

149. 服用安定类药物后可以开车吗

不可以,这类药物是大家熟悉的安眠药,也是害怕成瘾的药物,它的优点是镇静催眠效果好,价格便宜;缺点是副作用偏大,如早晨醒来头晕、肌肉无力,还容易造成白天警觉性下降,不能从事开车、操作塔

吊等需要注意力高度集中的工作。

150. 精神障碍患者可以考驾照吗

有下列情形之一的，不得申请机动车驾驶证：

（1）有器质性心脏病、癫痫病、美尼尔氏症、眩晕症、癔症、帕金森病、精神病、痴呆以及影响肢体活动的神经系统疾病等妨碍安全驾驶疾病的。

（2）吸食、注射毒品，长期服用依赖性精神药品成瘾尚未戒除的。

（3）吊销机动车驾驶证未满 2 年的。

（4）造成交通事故后逃逸被吊销机动车驾驶证的。

（5）驾驶许可依法被撤销未满 3 年的。

（6）法律、行政法规规定的其他情形。

151. 对其他患者有效的药物，不去医院就诊，可以自行服用吗

不可以。精神疾病表现各异，同种疾病服用不同的药物，不同的疾病服用相同的药物都有可能，若您或者您的亲属有异常表现，就请到正规医院就诊，以免耽误病情。

152. 精神疾病患者是不是不能参加工作

不是的。急性期患者意识、感知觉、情绪、思维、意志行为、定向力、自知力等都有不同程度的损害，不宜参加工作，但巩固期、维持期的患者若病情稳定，坚持服药，是可以参加适合自己个体情况的工作的。

153. 精神疾病患者需要进食大量营养物质滋补身体吗

根据情况来定。若患者长期饮食差，需要补充糖类、脂类、蛋白质类及微量元素；若患者合并糖尿病，就需要糖尿病饮食（低糖饮食）；若

患者血脂过高,需要低脂饮食;若患者血压高,需要低盐饮食。千万不要因为患者有病而盲目给予其过多的营养物质。

154. 女性精神病患者哺乳期服药可以继续哺乳吗

不可以。镇静药中如苯巴比妥、巴米妥等通过血浆乳汁屏障后,在婴儿肝脏、脑内浓度较高,长期用药后一旦停药,婴儿可出现停药反应,表现为不安定、睡眠时有惊扰、过多啼哭及抖动等。安定也可通过乳汁,使婴儿嗜睡、吸吮力下降,因婴儿排泄药物较慢,此种药物的作用可持续 1 周之久。故哺乳期妇女不可服用镇静药。

155. 结婚、生孩子可以让精神疾病患者痊愈吗

不可以。结婚、生孩子对患者疾病的康复没有决定性的作用,但一个和谐的家庭对患者回归社会是非常重要的。怀孕对激素水平有明显的影响,可能会造成病情反复。

156. 担心结婚对象知道病情,可以停用抗精神病药吗

不可以。停药会引起患者的病情反复,影响生活和工作。若瞒着对方,对婚姻也是一种伤害,建议找个合适的机会真诚地跟对方沟通,一起来解决这个问题。

157. 精神疾病患者结婚时隐瞒病情合适吗

不合适。结婚时隐瞒病情对于婚姻是一种背叛和伤害,也是对对方不信任的表现,应该真诚地沟通。婚礼誓词是这样说的:我愿意她(他)成为我的妻子(丈夫),从今天开始相互拥有、相互扶持,无论是好是坏、富裕或贫穷、疾病还是健康都彼此相爱、珍惜,直到死亡才能将我们分开。一起经历生活中的风雨不正是婚姻的真谛吗?

158. 癔症和抑郁症是一回事吗

癔症(分离转换性障碍)是由精神因素(如生活事件、内心冲突、暗示或自我暗示)作用于易病个体引起的精神障碍。癔症的主要表现有分离症状和转换症状两种。癔症的症状是功能性的,因此心理治疗占有重要的地位。该病预后一般较好,60% ~80%的患者可在1年内自行缓解。

抑郁症又称抑郁障碍,以显著而持久的心境低落为主要临床特征,是心境障碍的主要类型。临床可见心境低落与其处境不相称,情绪的消沉可以从闷闷不乐到悲痛欲绝,自卑抑郁,甚至悲观厌世,可有自杀企图或行为,甚至发生木僵;部分病例有明显的焦虑和运动性激越;严重者可出现幻觉、妄想等精神病性症状。每次发作至少持续2周以上,长者甚或数年,多数病例有反复发作的倾向,每次发作大多数可以缓解,部分可有残留症状或转为慢性。

159. 家属在精神疾病患者治疗中有什么作用

家属是患者的主要精神支柱、经济支柱,在治疗过程中,家属能提供患者的疾病信息,为明确诊断奠定基础;家庭能够给患者更多的支持、鼓励、帮助;家属能观察患者在家的病情变化及进展情况,较早发现复发的先兆。在康复阶段,精神病性症状在药物的作用下很快消失,家庭的其他成员可以带领患者参加一些社交活动,以帮助患者恢复和重建其社交功能;帮助患者重新树立生活的信心和勇气,使其早日回归社会;稳定和安全有序的家庭生活环境,有利于患者的康复;家庭还是患者各种花费的主要经济来源。

160. 家属应如何正确关心患者

(1)家属要关心患者的病情,了解精神疾病的早期表现或复发先兆,如紧张或激惹,进食不规律,注意力不集中,睡眠过多或过少,抑郁或狂躁不安,社交退缩,好发脾气,不服药,焦虑,穿奇装异服,生活懒散等。

（2）要了解容易引起复发的因素，如过多或过大的精神刺激（家庭严重不和、失业、离婚），生活不规律，经常熬夜，私自减少药量或停服药物，滥用酒精和其他违禁药物。

（3）要了解患者所服药物的名称、剂量、剂型、规格、常见的副反应及简单的处理方法。同时还要注意患者衣、食、住、行的情况等。

161. 怎样更好地与精神病患者打交道

（1）讲话要缓慢、平和，内容要简明，如果要向他提出问题，或吩咐他做事，每次只能说一件事。一下子说好几件事，就会使他无所适从。

（2）讲话的态度要专注而亲切，即使他注意力分散，也不要忽视他。

（3）经常用语言和行动来表现你对他的关怀和挚爱，有时谈谈对童年生活的回忆，或许可以创造一个比较愉快的气氛。

（4）不论他在生活和工作中有了多么微小的进步，都要充分地加以鼓励，借此重建患者的自尊。尽量避免抱怨和责备。

（5）对于患者明显脱离现实的想法（如妄想），不要试图去说服他，更不要同他争辩或嘲笑他，这样做不仅于事无补，反而会招致麻烦。

（6）培养患者更多的兴趣爱好，适当地为患者提供社交的机会，并鼓励他表达自己的喜怒哀乐。

（7）在同患者充分协商的基础上，为患者制订一个生活日程表。

162. 什么是精神分裂症

精神分裂症是一组病因未明的精神病，多在青壮年发病，起病往往缓慢，临床上表现出思维、情感、行为等多方面的障碍和精神活动的不协调。一般无意识障碍及智能障碍，病程多迁延，呈反复加重或恶化，部分患者可最终出现衰退和精神残疾，而部分患者经治疗可保持痊愈或基本痊愈的状态。

163. 精神分裂症的相关因素有哪些

（1）神经生物学因素　神经生化研究显示,患者存在多种神经递质功能异常,主要涉及多巴胺、5－羟色胺、谷氨酸。母孕期病毒感染、围生期并发症、幼年的不良应激和躯体疾病等,与神经系统发育缺陷有关,对精神分裂症的发病具有一定影响。

（2）遗传学因素　大样本人群遗传流行病学调查显示,患者亲属的患病率高于一般人群数倍,血缘关系越近,患病率越高。目前普遍认为,精神分裂症可能是多基因遗传,发病是若干基因的叠加作用所致。

（3）社会心理学因素　不良的生活事件、不正常的家庭角色、病前性格等社会心理学因素,在精神分裂症的发病中可能起到了诱发和促进作用。

 164. 精神分裂症的危害有哪些

如未获得及时治疗,疾病会给患者带来极大痛苦,患者的日常学习、工作、生活能力受损,学生因学习能力下降而退学、休学,成人因工作能力受损而失去工作,对家人不知关心照顾,不能承担家庭的责任。有的发展到精神衰退状态,造成精神残疾。有时受幻觉、妄想、逻辑障碍、情绪障碍等精神症状的影响,患者可能出现伤害自己和他人的行为。需要特别指出:精神分裂症得到及时、规范的治疗,绝大部分症状都可以缓解,可以避免发生不良的结果。

 165. 如何认识精神分裂症早期的"蛛丝马迹"

精神分裂症是一种重型精神疾病,大多数患者起病十分缓慢,早期表现不典型,极易被周围人所忽视。了解精神分裂症的早期症状对于疾病的治愈有十分重要的作用。

（1）性格改变　个体原来稳定的人格发生了变化。一向温和沉静的人,突然变得蛮不讲理,为一点微不足道的小事就发脾气,或疑心重重,认为周围的人都跟他过不去,见到有人讲话,就怀疑别人议论自己、针对自己。原来勤快、热情、助人为乐、干净整洁的人变得懒散、对人冷淡、漠不关心、与亲友疏远、不注意个人卫生、不遵守劳动纪律、工作学习能力下降等,此时易误认为是思想问题或工作学习压力过大所致。

(2)行为动作异常　一反往日热情乐观的神情,变得沉默不语,动作迟疑,面无表情,或呆立、呆坐、呆视,独处不爱交往,或对空叫骂,喃喃自语,或做些莫名其妙的动作,令人费解。也有的患者表现为自言自语、无故独自发笑等,或整日游荡,所作所为使人无法理解。但仔细观察则可发现患者往往想法怪异,谈话内容常常离题,十分令人费解。

(3)情绪反常　无故发笑,对亲人和朋友变得淡漠,疏远不理,既不关心别人,也不理会别人对他的关心,或无缘无故地紧张、焦虑、害怕。

(4)意志减退　一反原来积极、上进的状态,变得工作马虎,不负责任,甚至旷工,工作单位换了多处,没干几天、几周活,就被辞退。学习成绩下降,甚至逃学,或生活变得懒散,仪态不修,没有进取心,得过且过,常日上三竿而拥被不起。

(5)类神经衰弱状态　头痛、失眠、多梦易醒、做事丢三落四、注意力不集中、遗精、月经紊乱、倦怠乏力,虽有诸多不适,但无痛苦体验,且又不主动就医。

🖋 166. 精神分裂症的临床表现有哪些

(1)感知觉障碍　幻觉,以幻听最常见,幻听内容多为争论性、评论性或命令性的。此外还可出现视幻觉、触幻觉、嗅幻觉等。患者的幻觉体验可以非常具体、生动,也可以朦胧,但多会给患者的思维、行动带来显著影响,患者会在幻觉的支配下做出违背本性、不合常理的举动,出现自伤、毁物或攻击他人的行为。

(2)思维障碍　思维障碍是精神分裂症最主要、最本质的症状,往往因此导致患者认知、情感、意志行为等精神活动的不协调与脱离现实,即所谓"精神分裂"。分为:①思维联想障碍;②思维逻辑障碍;③妄想。最常出现被害妄想(80%)、关系妄想(50%)、夸大妄想(39%)、嫉妒妄想、非血统妄想等;④内向性思维:分不清主观思维和客观现实的界限,脱离现实;⑤被动体验:患者丧失了支配感,感到一言一行都受人控制。

(3)情感障碍　主要为情感淡漠、反应迟钝、情感反应,可表现为内在思维与外界环境的不协调,可伴有抑郁或焦虑。

(4)意志与行为障碍　①意志减退;②紧张综合征:患者全身肌张力增高,包括紧张性木僵和紧张性兴奋2种状态。

(5)行为障碍　退缩、无故发笑、独处、发呆,或出现冲动行为、自杀行为。

(6)认知功能障碍　IQ绝对值正常,但低于病前。①轻型近记忆损害,重症损害严重;②主、被动注意受损,效率下降;③运动协调性损害:儿童走路、说话晚;非规范行为:挤眉弄眼、上肢抖动、动作过大,眼动异常;④言语功能受损:用词不当,用较偏词汇。

🖋 167. 精神分裂症有哪些分型

(1)偏执型　最为常见,占国内住院精神分裂症患者的50%以上,症状主要有妄想、幻觉等,以听幻觉、被害妄想、关系妄想最常见,此型患者病程发展较缓慢,发病年龄偏大,以青壮年和中年为主,精神衰退现象较不明显,经治疗则收效较好。

(2)青春型　也较为多见。多发病于青春期,主要症状是思维内容离奇,情感喜怒无常,表情做作,行为幼稚、愚蠢、零乱。发病年龄较轻,发病后对社会功能的影响较大,部分患者迅速出现精神衰退,药物系统治疗和维持治疗可延长缓解期,减少发病。

(3)单纯型　较为少见。多数青少年时期起病,表现为孤僻、被动、活动减少,此型患者在发病早期常不被人注意,往往治疗效果和预后较差。

(4)紧张型　大多起病于青壮年时期,主要表现为紧张性木僵、蜡样屈曲、刻板言语和动作等紧张症状,有的患者可以伴有突然的冲动行为,有时可以危及自身和他人的安全,有一定的危险性。起病较急,产生精神衰退的情况较少,预后相对较好。

(5)其他型 主要有未分化型,是指多种症状交叉混合,难归入任何一型的精神分裂症。还有残留型、精神分裂症后抑郁。

🌿 168. 精神分裂症的预后怎么样

(1)1/5 的患者发作 1 次后终身不发作。

(2)近50%的患者曾试图自杀,10%的患者死于自杀。

(3)首次发作的患者经治疗后,75%可达到临床治愈。

(4)首次发作者 5 年内的复发率超过 80%,中断药物治疗时复发的风险是持续药物治疗者的 5 倍,大约 60%的患者可达到社会性缓解。

🌿 169. 哪些因素会使得精神分裂症预后良好

影响精神分裂症预后良好的因素有:病前性格开朗,社会适应能力良好,急性起病,病程短,发病前存在明显的心理社会应激或躯体疾病,发病年龄晚,精神分裂症核心症状不典型且具有鲜明的情感色彩,获得早期治疗,治疗效果好,家庭和社会支持系统好,无反复发作史,无精神疾病家族史。反之,预后不佳。

🌿 170. 如何预防精神分裂症

精神分裂症的发病原因和机制尚未明了,所以预防主要是早期发现、早期治疗、预防复发和防止发展为精神残疾。不良的社会应激因素可以诱使本病发病和复发,应注意学会调整自己的心态,提高适应能力。抗精神病药维持治疗,对防止复发和再住院起着非常重要的作用,应定期复查,坚持服用精神病药物维持治疗。注意社会功能锻炼,防止功能衰退和精神残疾。

171. 精神分裂症患者的治疗原则有哪些

（1）早发现、早治疗。

（2）药物治疗可以缓解绝大部分症状，抗精神病药物治疗应作为首选的治疗措施。

（3）治疗时需足量、足疗程，并积极进行全病程治疗。

（4）精神分裂症的治疗是长期治疗，药物的剂量应个体化，并随不同的治疗阶段进行调整。

（5）患者会面临心理和社会问题，是疾病表现的一部分，也是病后的心理应激反应，通常要进行心理、社会的干预。

（6）家庭对患者的治疗、康复起着非常重要的作用，家属需要了解疾病知识，支持患者治疗，帮助患者选择正确的治疗途径。

（7）精神分裂症的治疗是长期治疗，患者和家属一定要掌握疾病的自我管理技能，防止反复发作，维持病情的长期稳定。

（8）患者、家属、医务工作者应建立良好的治疗联盟，共同应对疾病。

172. 精神分裂症患者的治疗疗程需要多长时间

（1）急性期治疗　缓解主要症状，足量药物治疗，疗程至少 4 ~ 6 周。

（2）恢复期（巩固期）治疗　防止已缓解的症状复发，使用原本有效药物和剂量继续治疗，疗程至少 3 ~ 6 个月。

（3）维持期（康复期）治疗　维持病情稳定，防止疾病复发，坚持药物治疗，根据个体病情确定维持药物剂量，疗程不少于 2 ~ 5 年。有许多学者提出，对于停药复发者，应长期维持治疗。对于难治性、有严重自杀企图或暴力攻击行为的患者，建议持续维持治疗。总之，维持治疗的剂量和时间应个体化，与病期、复发史、疾病严重程度、缓解程度、环境、病前性格、既往用药的剂量和时间等有关，需综合考虑。

（4）如停药，需密切观察病情，如有复发先兆，尽早恢复药物治疗。

173. 国外对精神分裂症维持治疗的提法有哪些

美国《综合精神病学》(第7版)教科书的提法：

(1)首次发作者药物维持1~2年。

(2)多次发作者药物维持至少5年。

(3)具有自杀、暴力或攻击行为者药物维持时间更长。

(4)急性期后的头3~6个月更易于复发,应充分巩固治疗。

(5)巩固治疗完成后的减量,应采用每6个月减少大约20%剂量的方式,直到达到最低有效维持剂量。

174. 为何有些精神分裂症患者的治疗效果差

患了精神分裂症后,只要及时到医院接受专科医生恰当、系统的治疗,大多数患者能获得良好的疗效。近年来,随着精神病医院的发展,许多治疗精神分裂症的新药已经广泛应用于临床,收到了良好的效果。但有些患者治疗效果不好,可能与以下原因有关:

(1)患者及疾病本身的原因　有些精神分裂症患者的父母等亲属中有精神分裂症家族史,病前有分裂型人格,患者本身发病年龄早,无明显诱因,缓慢起病,以阴性症状为主。这样的患者即使疾病早期得到积极系统的治疗,也难以控制病情的发展,难以收到预期的疗效。还有些精神分裂症患者急性起病,病情呈现快速发展,很快走向精神衰退,无论采取什么治疗措施都不能奏效。

(2)未及时抓住治疗时机　有些家属即使发现患者有精神分裂症,但由于对精神病医院的偏见,加上患者无自知力、不承认有病、不愿住院,以致不能及时将患者送到精神病医院,因而失去早期治疗的良机,等到非住院不可的时候,疗效已大大低于早期治疗。

(3)未经正规系统治疗　有些家属从各种媒介(如广告、朋友介绍等)听说某种药物可以治疗精神分裂症,但并不了解掌握此药的治疗原则和使用方法,结果哪种药都没有达到充分的治疗量和奏效时间,因而治疗效果肯定不理想,而且频繁地换药还非常容易引起许多严重的不良反应。

（4）药物选择不当　治疗精神分裂症的药物有很多种，每一种药物都有相应的"靶症状"，若缺乏经验的医生或者家属不了解每种药物的特性，或不顾患者的症状特点，随意选一种药物给患者服用，常常会导致治疗效果不佳，甚至造成治疗失败。因此，如果患者服用药物6～8周，疗效仍不佳或无效，就必须将此药逐渐减量至停药，更换另一种药物。否则，因用药不当而延误治疗，疗效自然不会好。

（5）药物治疗剂量不足或加、减药量速度不当　使用药物治疗精神分裂症需要有经验的医师在严密观察病情的情况下，针对患者的具体症状和病情变化，随时增减药物剂量和服用时间，才能保证较好的疗效。若不掌握药物治疗知识或受非住院条件的限制，只给患者服用小剂量的药物，而未将药物剂量加至治疗量，会使得治疗效果不佳。

总之，精神分裂症的治疗是比较复杂的，科学性、技术性、技巧性、专业性都很强，用药经验也很重要，因此，必须在有经验的精神科专业医师的指导下进行，才能获得理想的效果。另外，影响疗效的因素绝不单纯是药物，还包括患者本身、家庭和各种社会因素。

175. 青春型精神分裂症患者的临床表现有哪些

青春型精神分裂症是以思维、情感、行为的紊乱以及离奇、荒诞的表现为主，发病较急，症状变化大而且快速。多在青春期起病，临床表现为言语增多，内容荒诞离奇，想入非非，思维凌乱，喜怒无常，表情做作，好扮鬼脸，挤眉弄眼，行为幼稚愚蠢、奇特，如双手着地学动物爬、半夜起来学狗叫、怪声唱歌等，使人厌烦无奈，并常有兴奋冲动行为。患者的本能活动如食欲、性欲亢进，表现为暴饮暴食、追逐异性等。还有的患者表现为意向倒错，如吃脏东西、吃大小便、喝痰盂里的水等。幻觉内容生动，妄想内容片段且不固定，病程发展较快。

176. 护理青春型精神分裂症患者的注意事项有哪些

由于青春型患者的病情易复发，在护理上应注意以下几点：

（1）早治疗　由于青春型精神分裂症患者大多发病急、兴奋躁动，所以此类患者应尽早住院治疗。此型患者得到积极治疗后，症状可以缓解得很好，几乎能恢复到病前水平。

（2）注意观察病情，防止复发　由于青春型患者的病情易复发，因此，家属应采取各种有效的防止复发的措施，如督促患者坚持服药，为患者创造良好的休养环境和作息制度，劳逸结合，保证充分的睡眠时间。发现患者有复发先兆时，及时到医院就医等。

（3）注意安全　由于青春型患者发病时大多兴奋躁动，常会发生伤人、伤己的行为，因此要采取有力的防范措施，一方面保护患者安全，不使患者吵闹时因自我防护能力下降误伤自己；另一方面要注意自我保护，避免被吵闹的患者伤害，一旦患者冲动，一定不要从正面强行制止，应在分散患者注意力的情况下，家人共同从侧面或正面保护患者。

（4）预防肠道疾病　有一些青春型精神分裂症患者表现为意向倒错，吃脏东西，非常容易合并肠道传染病。

177. 抗精神病药物的种类

根据药物的适用范围可分为4大类，它们分别是：

（1）抗精神病药物　主要用于治疗精神分裂症的幻觉、妄想和精神运动性兴奋、器质性精神障碍或躁狂症等精神障碍，亦可预防精神分裂症的复发。主要药物有氯丙嗪、奋乃静、氯氮平、氟哌啶醇、舒必利、利培酮等。

（2）抗抑郁药物　主要用于治疗和预防情绪低落、抑郁消极等症状，对强迫症、焦虑症、恐怖症也有治疗效果。常见的药物有阿米替林、安非他酮、氟西丁、帕罗西丁、西酞普兰、文拉法辛、米氮平、舍曲林等。

（3）抗躁狂药物/心境稳定剂　除了有抗躁狂作用外，对双相情感障碍尚有稳定病情和预防复发的作用。常见的药物有碳酸锂、卡马西平、丙戊酸钠，以及新近开发的拉莫三嗪、托吡酯。

（4）抗焦虑药物　用于治疗紧张、焦虑和失眠。主要药物有阿普唑仑、艾司唑仑、地西泮、氯硝西泮、咪达唑仑、丁螺环酮、唑吡坦、佐匹克隆。

178. 常见的抗精神病药物的副作用有哪些

抗精神病药物的副作用有很多种表现，主要表现为抗多巴胺能、抗肾上腺素能和抗胆碱能作用。这里介绍常见的副作用：

（1）锥体外系副作用　锥体外系的副作用可以分为4组，急性肌张力障碍一般发生在治疗刚开始时即很快出现，多发生于年轻的患者。据观察，大多数患者是在使用丁酰类、哌啶类、噻嗪类药物之后发生，其主要特征是斜颈、吐舌、面肌痉挛和角弓反张，临床特征很容易被误认为是做作样行为。不能静坐，出现躯体无法自控的活动，伴有心情厌烦的感觉，无能力保持安静。这种现象经常发生在治疗进行1~2周之后。抗帕金森症药物常常不能控制症状，一般需要减少精神药物的剂量。最常见的副作用是帕金森综合征，其特征是当患者步行时运动缓慢或不能，而且面部、全身僵硬、粗大震颤，屈曲体位等，严重者可出现慌张步态。这一症状群一般出现在服药几周之后，然后又开始逐渐减轻，甚至并没有降低药物的剂量也逐渐减轻，也可以被抗帕金森症药物有效地控制。但使用抗帕金森症药物预防这类症状是很不明智的，因为不是所有的患者都会出现这种副作用，相反，常规使用会增加迟发性运动障碍的可能性。迟发性运动障碍是一种较为严重的副作用，它不像其他的副作用，即使停药也常常不能好转，是以咀嚼、吸吮肌的运动，面肌和舞蹈样运动为特征的。常常可以影响面部活动、肢体运动和吸吮进食，偶尔在不服用抗精神病药物的患者中也可以见到，但是在大剂量长期服用抗精神病药物的患者中这种症状是非常多见的，女性患者和伴有弥漫性脑损害的患者极易发生此种症状。停药后大约有半数患者的症状可以逐渐消失，据估计在长期接受抗精神病药物治疗的患者中这种症状群出现的频率为20%~40%。无论发病率是否准确，这种症状群的存在均提示要防止长期大剂量地服用抗精神病药物。

（2）抗肾上腺素能副作用 这一副作用包括直立性低血压伴有反射性心动过速、鼻黏膜充血和射精抑制。肌内给药尤其容易引起低血压反应。老年患者无论什么样的给药方式都容易引起此种副作用。

（3）抗胆碱能副作用 这一副作用包括口干、排尿困难和尿潴留、便秘、出汗减少、视物不清和青光眼加剧。

（4）其他副作用 心律失常偶有报道，心电图改变是较多见的，主要表现为 Q－T 间期延长和 T 波模糊。药源性抑郁也有发生，但是评价较困难，因为不经治疗的精神分裂症患者也可以出现抑郁的表现。某些患者服用抗精神病药物，尤其是氯丙嗪时可以出现体重增加，在某些女性患者中可以诱发溢乳和闭经。老年患者中，直立性低血压是一个严重的副作用。某些噻嗪类药物尤其是氯丙嗪能够增加癫痫发作的程度。长期的氯丙嗪治疗可导致对光过度敏感，皮肤、角膜和晶体的色素沉着。这些药物目前还未发现致畸胎作用，然而妊娠妇女还是慎重使用为妙。

179. 为什么吃了抗精神病药会双手颤抖

精神病患者在服药期间出现手抖的症状可能是药物的副作用造成的，建议联系医生调整药物。

180. 为什么吃了抗精神病药后舌头、嘴巴会不自主地运动

这是迟发性运动障碍（TD）。

（1）主要表现 此症状多在长期使用抗精神病药后出现。典型的表现为颊肌、舌肌及咀嚼肌的不自主运动，产生吸吮、咂嘴、弄舌等动作，称为"口－舌－颊"三联症。

（2）处理措施 ①停药或换药：迟发性运动障碍一旦出现，应及时停药。对仍需应用抗精神病药物治疗的患者可改用锥体外系反应较轻的药治疗，如氯氮平、硫利达嗪等。②预防：避免长期大剂量用药。

长期服药的患者,可采取间歇给药法,防止骤停抗精神病药物,并合理使用抗帕金森症药。对中老年及伴有脑器质性疾病的患者,治疗时应密切观察。

181. 患者服药期间,家属应观察患者哪些方面的内容

(1)睡眠　每天的睡眠时数,有无入睡困难、多梦、早醒。

(2)饮食　有无食欲下降、恶心、呕吐或呛咳。

(3)大便　几天一次,是否干燥。

(4)小便　是否排尿困难。

(5)脉搏　是否感到心慌,安静时每分钟多少次。

(6)口水　是否感到口干或流涎。

(7)运动　是否不灵活或颤抖。

(8)情绪　是否沉默寡言或躁动不安。

(9)性功能　是否性欲亢进或减退,是否月经不调。

(10)体重　是否增加或减轻。

(11)皮肤　是否出现皮疹,有无色素沉着。

(12)化验　血常规、生化、心电图。

182. 为什么精神病患者不能随意停药、换药

坚持服药,巩固治疗,是预防精神病复发的关键。在患者出院时,患者及其家属或患者单位应了解疾病的性质和维持治疗的重要性,认识精神病复发的早期症状,了解预防复发的一些具体措施。有些家属认为长期服用西药会使者变傻,而出现表情呆板、行为迟缓、流涎等反应,所以病情稍有好转就为患者停药,其实这是一种错误的认识。这些反应只不过是暂时出现的副作用,随着病情好转与抗精神病药物的逐渐减量,这些反应也会随之消失,如果随便停药,易导致复发。

183. 精神病患者的服药时间有什么区别

精神疾病种类繁多,但常见疾病有精神分裂症、抑郁症、双相情感

障碍等,首次发病的疗效以抑郁症最好,其次是双相情感障碍,最后是精神分裂症。很多家属困惑于服药时间的长短。

精神疾病大多是慢性疾病,和高血压、糖尿病一样,多数需要长期坚持服药,能控制症状,让患者回归社会。疾病分为急性期、维持期、巩固期。急性期一般需要住院治疗,快速控制症状,一般需要 1 个月左右;维持期一般需要 6 个月;巩固期根据不同的疾病种类而不同。

抑郁症患者首次发病后的服药时间一般为 1~2 年,症状稳定后可以逐渐减量,30% 患者 1~2 年后会复犯,反复发作超过 3 次,考虑为慢性疾病,需长期服药。

双相情感障碍患者的服药时间取决于两次发作的间隔,一般服药时间长于发作间隔,发作 3 次以上建议终身服药。

精神分裂症一般预后差,偏执型稍好,一般建议服药 2 年以上,最新的研究表明,精神分裂症患者的服药时间越长,预后越好。

184. 抗精神病药物能由患者自己保管吗

不能。因为有些家属发现患者在家一切正常,情绪也非常稳定,就将患者的药物交给其自己保管,或是放在家中某一处而疏于管理,使得患者有一次获得大量药物的机会,当患者病情复发时,就增加了服药自杀的机会。当然,有些家属会认为患者的病已经好了,不会这样做。但实际上,抑郁症具有周期性发作的特点,且起病时症状较隐蔽,家人往往不能及时发现,所以,药物最好还是由家人来保管。吃药时,由家人拿药给患者吃。并且,在患者服药时,家人最好能够看着他服下,防止患者藏药,从而积蓄大量的药物,增加了服药自杀的机会。

185. 为什么吃了抗精神病药物后会感到乏力

抗精神病药有一定的镇静作用,随着病情也会好转,对药物的耐受好转。

186. 服用抗精神病药物对人的智力有影响吗

抗精神病药物对智力没有影响。但一些患者随着疾病的发展,认知功能会受损,表现之一就是智力的下降,另外他们会变得懒散、反应慢,显得像是智力有问题。这些患者平时要坚持服药,防止复发,加强锻炼。

 ## 187. 精神分裂症患者需要服药多久

目前没有明确的时间期限,一般情况下,若是第一次发病,起病年龄较大,阳性症状明显,治疗效果好,无家族史等,可服药 3~5 年;若起病年龄较小,经正规系统治疗残留一些症状,有家族史,病前性格孤僻、少语等,即使是首次发病也应服药 5 年或以上。若是第二次发病,不管效果如何,一般建议服 5~10 年;若是第三次发病,建议长期服药。具体到某个人可根据情况在医生的指导下服药。若以阴性症状为主,则服药时间应延长,此病极易复发,患病后应尽可能早治疗,服药时间长一些,药量不宜过小,否则会导致病情复发。此病每复发一次会增加下一次的复发风险,复发次数越多,治疗效果越差,药物的敏感性下降,副反应增加,导致一些患者逐渐衰退,失去治疗意义。

 ## 188. 为什么吃了抗精神病药物会发胖

其实,精神病患者的体重增加在临床上属于普遍现象,引起精神病患者发胖的原因,要从两方面来谈:一方面是患者的自身状况,如体质、营养、精神症状等;另一方面就是抗精神病药物的副作用所致。有些患者本身存在内分泌和脂肪代谢紊乱;有的患者存在多食、贪睡、活动减少等病理征象,或者是在生病后过量补充营养物质;也有部分患者确实与服用抗精神病药物有关系。所以,对正在服用抗精神病药的患者出现体重增加现象应综合考虑。药物对人体的影响包括:药物作用于人脑中的食欲调节中枢,引起食欲亢进而导致体重增加;肥胖的发生随服药时间延长而增加,持续服药时体重则持续增加,中断服药后则体重迅速减轻;抗精神病药的镇静作用可以使患者运动减少,使食物摄入量相对过剩,促进肥胖的发生。

189. 患者为什么不愿服药,要怎样监督患者服药

患者缺乏患病自知力和求治的愿望,所以经常出现不配合治疗的情况。强制治疗是必需的,建议把药品放到患者的饮品或者食物中,关心并监督患者配合治疗、按时按量服药,否则病程迁延,呈反复发作、加重或恶化,部分患者最终会出现衰退和精神残疾等。

190. 精神病患者不吃药,只做康复治疗可以吗

不可以。精神科药物治疗是精神科治疗中最重要和最基本的治疗方法,若未合理用药,会对治疗效果造成严重影响。

191. 家属如何做好药物的监管并提高患者服药的依从性

(1)为了保证按医嘱服药,病员家属首先必须明确服药的重要性,懂得一些精神药物的常识,解除"精神药物越吃人越傻"等顾虑。

(2)对精神药物应妥善保管,按时按剂量给患者服药,千万不能擅自增减剂量或服药次数,不但要目睹患者送药入口,而且还要保证患者服药入胃,防止患者作假。

(3)家属还应密切注意患者服药之后的种种反应:①服药初期,要让患者多休息,少活动,多饮白开水;②患者体位的改变不要过于剧烈,特别是晚上起来上厕所,动作要慢,最好先在床上坐一会再走动,以防体位突然改变而使血压骤降;③对患者进行耐心解释,早期用药的副反应,大都会在 1～2 天内自行消失;④患者出现吞咽困难甚至严重影响生活等情况时,应及时与医生联系,以免加重病情或延误治疗。

192. 怎样维持使用抗精神病药物

维持用药是用某种治疗有效的精神药物维持剂量,长期服用,以达到巩固疗效、预防疾病复发的目的。

(1)维持用药　一般来说,首次住院后病愈出院的患者,维持用药2～3年;反复发作、疗效不佳者维持用药时间更长;少数患者需终身服药。以下情况可考虑停药:①精神分裂症患者首次生病时及时进行治疗,完全恢复正常者,维持用药半年或一年后,病情未出现波动;②儿童精神病维持用药时间,原则上尽可能短些;③妊娠3个月内;④哺乳期;⑤严重药物副反应。

(2)维持用药剂量　一般是有效治疗量的1/4～1/2,维持用药期间病情稳定,可在医生的指导下酌情减量,待病情平稳,此药量可继续使用。

(3)维持用药期间的注意事项　①随时注意患者是否有不良反应,如睡眠时间过多,人疲乏无力、迟钝、记忆力下降,一般无须停药或稍减量可消失。如出现明显的流涎、舌硬、追逐步态、肌肉强直等锥体外系症状,以及肝功能变化和白细胞减少等症状时需停药,或更换药物治疗,或及时到医院诊治;②注意不要随意减药量,更不要骤增、骤减、频繁换药和间断服药,以免影响疗效,引起不良反应,甚至造成严重不良的后果;③家属要妥善保管好药品,以防药物潮湿失效,更重要的是防止患者一次大量吞服,造成不良后果;④必须督促患者把药服下;⑤更换药物治疗需与医生取得联系,换药治疗的全过程应定期进行咨询,以听取医生的指导。

193. 服用碳酸锂的患者应注意什么

(1)碳酸锂是治疗躁狂症的首选药,但是起效慢,大概需要2～3周的时间才能显效。

(2)服用碳酸锂的常见不良反应有口干、烦渴、便秘、恶心、呕吐、嗜睡、双手细颤等。

（3）由于碳酸锂的治疗量和中毒量很接近，所以服用碳酸锂期间需要频繁监测血药浓度，家属应予以配合。一般治疗期血锂浓度维持在 0.6～1.2 mmol/L，维持期治疗量为 0.4～0.8 mmol/L，浓度上限不要超过 1.4 mmol/L。

（4）如果在服用碳酸锂期间，患者出现持续腹泻、恶心、呕吐加重、大汗、手细颤变为粗颤，请及时报告医务人员。

（5）在服用碳酸锂期间，应保持饮食规律，多饮水，并适当增加含盐食品，如菜汤、咸菜，以促进锂盐的排泄。

194. 治疗精神疾病，西药疗效好还是中药疗效好

精神病患者不管是吃中药还是西药，只要能治好病就是好药，各有各的好处。中药相对来说副作用会小一点，但它的功效比较慢，对病情的控制也会慢，属于调理型的；西药副作用会大一点，但它的功效比较明显，可以有效地控制病情发展。建议前期吃西药，病情得以控制后，可以用中药来进行调理，平时注意保持好的心情。

195. 孕妇可以服用抗精神病药物吗

孕妇不能服用抗精神病药物，因为该类药物会造成胎儿畸形。女性精神病患者只有疾病得到控制时，才可以怀孕。只若是怀孕已经超过 70 天，切忌服用抗精神病，可以采用心理治疗或者暗示治疗，加强营养，按时作息。

196. 精神分裂症的家庭干预应该注意什么

（1）精神分裂症相对其他疾病复发率比较高，出院后家属应注意督促患者按医嘱服药，并且有意识地训练患者自我服药的意识。

（2）若发现患者对于生活不自信或对未来生活充满焦虑，家属应注意对患者进行关怀，并且给予其鼓励。

（3）在家庭中可适当让患者做其力所能及的事情，锻炼其自我生活的能力。

（4）注重观察患者的变化，若发现其情绪、睡眠、行为与其住院前比较相似，要及时与医生进行联系，待医生进一步给予专业的指导。

197. 什么是无抽搐电痉挛（MECT）治疗

无抽搐电痉挛（MECT）治疗是指在治疗前从静脉注射肌松剂和麻醉剂，在全麻的状态下用短暂适量的电流刺激大脑，以达到控制精神症状的治疗方法，其具有安全性高、适应性广、并发症少的优点，目前已作为标准治疗方法。

198. MECT 治疗的适应证是什么

（1）严重抑郁，有强烈自杀、自伤或明显自责自罪感。

（2）极度兴奋躁动、冲动伤人者。

（3）拒食、违拗和紧张性木僵者。

（4）精神药物治疗无效或对药物治疗不耐受者。

199. 哪些人不适合做 MECT 治疗

MECT 治疗无绝对的禁忌证，但有一些疾病治疗后可增加治疗的危险性，必须高度注意有这些疾病者尽量不做 MECT 治疗。

（1）颅脑有占位性病变及增加颅内压的病变。

（2）最近出现的颅内出血。

（3）心脏功能不稳定的心脏病。

（4）视网膜剥离。

（5）嗜铬细胞瘤。

（6）出血或不稳定的动脉瘤畸形。

（7）导致麻醉危险的各种疾病和状况（严重的呼吸系统、肝脏、肾脏疾病，严重感染、躯体状况特差等躯体疾病患者）。

（8）体温高于 38℃，血压高于 150/100 mmHg 或低于 80/50 mmHg者，应慎重。

200. MECT 治疗前有哪些注意事项

（1）治疗前护理人员会带患者做必要的功能检查，如心电图、脑电图、生化指标检查、胸片等检查，以保证治疗中的安全。

（2）请尽量在治疗周期内不吸烟，以防止治疗中由于呼吸道分泌物过多造成误吸。

（3）治疗当日需要保证绝对禁食禁水 6 小时，以免在治疗过程中发生呛咳、误吸、窒息等意外状况。

（4）临近治疗前排空大小便，取出活动义齿、发卡等，避免涂口红、指甲油之类的化妆品，以免影响医生对缺氧现象的判断。

（5）治疗前护理人员会监测体温、脉搏、呼吸、血压，请给予配合。

（6）无抽搐治疗是一项安全性高、适应性广、并发症少、见效快的治疗方法，可以做深呼吸、闭眼、身体放松、数数字等放松运动来缓解紧张的情绪。

 201. MECT 治疗后有哪些不良反应及处理方法

MECT 治疗是一项相对安全、副作用小的治疗方法，个别患者可出现以下不良反应：

（1）短暂性意识障碍　治疗后患者出现定向、记忆力降低等情况，一般情况下不需要处理（5 ~ 10 分钟不等），做好患者的一般护理工作即可，如防跌伤、丢失、摔伤等工作，短时间即可恢复。

（2）头痛　少数患者在治疗结束后可出现轻微的头痛，一般不需要处理，多休息即可，严重者给予镇痛药即可。

（3）恶心　很少见，少数患者可能继发于头痛之后，可能是麻醉剂的不良反应，休息之后即可消除。

（4）肌肉痛　主要是由于应用了去极化肌肉松弛剂引起的肌肉收缩所造成，休息后可缓解消除。

（5）骨折　一般很少出现，可能与某些患者对肌肉松弛剂有耐受而引起肌肉强烈收缩有关，或者是由于某些患者骨质特别疏松所造成。

（6）牙齿松动、脱落，牙龈出血、唇舌咬伤　一般不会出现，可能与患者的牙齿特别松动或者肌肉松弛剂剂量不够引起剧烈抽搐有关。

（7）其他　极少数患者由于躯体疾病可引起呼吸、心脏系统的严重并发症，但发生率极低。

202. MECT 治疗对身体有伤害吗

电休克对人体基本上没有长期的、不可逆的损害，但是在电休克期间，可能会出现头疼、认知损害，如记忆力减退等，但是当治疗结束后，这些损害都可以完全消失，没有任何后遗症。

203. 重复经颅磁刺激治疗的原理是什么

重复经颅磁刺激治疗主要是通过改变刺激频率而分别达到兴奋或抑制局部大脑皮质功能的目的。高频率、高强度的 RTMS，可产生兴奋性，导致刺激部位神经性兴奋；低频刺激的作用则相反。通过双向调节大脑兴奋与抑制功能之间的平衡达到治疗疾病的目的。

204. 重复经颅磁刺激治疗有无副作用

副作用是最低限的，也非常罕见，在当前的研究中还没有看到副作用相关结论。

205. 重复经颅磁刺激治疗的适应证有什么

重复经颅磁刺激治疗的适应证主要有：

（1）睡眠障碍　失眠多与情绪有关，如入睡困难常与焦虑有关，早醒与抑郁有关，RTMS 可在改善情绪的同时改善睡眠。

（2）抑郁障碍　通过高频刺激使大脑皮质兴奋性增加，从而改善抑郁症状。

（3）焦虑障碍　低频刺激抑制局部神经元活动，使皮质的兴奋性下降，改善各种广泛性焦虑、强迫症、社交焦虑症、惊恐障碍等症状。

（4）多种神经系统疾病　帕金森病、脑中风等。

206. 重复经颅磁刺激治疗的禁忌证有什么

（1）癫痫病史或脑电图检查显示有癫痫样改变者。

（2）急性期的脑外伤、脑出血、脑梗死患者。

（3）颅内感染等器质性疾病史患者。

（4）颅内有金属及其他异物患者。

207. 重复经颅磁刺激治疗的效果如何

重复经颅磁刺激治疗在精神神经疾病的治疗中被广泛运用，且具有无创、无痛、安全的特点，有较好的疗效。

208. 低频治疗的原理是什么

低频脉冲治疗仪是通过电脉冲，刺激穴位附近的感觉神经，使神经纤维产生动作电位，动作电位沿着神经纤维向中枢神经系统传递，中枢再通过传出通路（神经、内分泌）作用于效应器官（肌肉、腺体），从而达到治疗作用。临床可有循经施治、舒经活络，改善睡眠、稳定情绪，止痛，促进局部血液循环，提神醒脑，缓解头疼、头晕，改善脑功能，增强注意力和记忆力的功效。

209. 低频治疗的仪器贵不贵，能自己买一个在家做吗

低频治疗仪的价格因品牌不同，价格有所差异，自己可以买家庭式的自己做，但要严格按照操作规范和适应证治疗。

210. 低频治疗有哪些注意事项

（1）由于不同人之间存在个体差异，所以仪器设置的电信号刺激强度因人而异。

（2）为了保障治疗效果，治疗过程中请不要自行调节仪器开关。

(3)如果在治疗过程中有任何疑问或不适,应及时告知医护人员。

211. 眼动检查的原理是什么

通过视线追踪技术,监测受试者在看持定目标时的眼睛运动和注视方向,通过记录到的眼动数据来分析眼动与人的心理活动的关联。

212. 眼动检查的注意事项是什么

检测时患者静坐椅上,保持安静,头部始终保持不动,注视眼前的小屏幕,不要看其他地方。检测过程中按仪器所做提示回答问题,只要回答有或无,不要回答细节。检测过程中注意力要集中,尽量睁大眼睛,不要闭眼入睡。

213. 脑功能障碍治疗的原理是什么

脑功能障碍治疗仪包括磁疗和脉冲(电疗)两个部分,磁疗部分适用于缺血性脑血管病、神经衰弱(可用于改善睡眠质量、消除脑疲劳等症状)、脑损伤性疾病的辅助治疗;电疗部分是电流刺激小脑顶核或肢体的神经,以起到改善脑部血液循环的作用,适用于以下疾病的辅助治疗:缺血性脑血管疾病、脑损伤性疾病、小儿脑瘫及由上述疾病引起的肢体运动功能障碍、偏头疼。磁疗部分与电疗部分既可同时使用,亦可单独使用。

214. 脑功能障碍治疗的治疗频次是什么

根据个体的不同及病情的严重程度,每日 1 次或上、下午各 1 次,每次 20 分钟,每个疗程 12 天,2 个疗程之间间隔 3 天。

215. 脑功能障碍治疗的禁忌证有哪些

(1)全身及颅内出血性疾病的急性期患者。
(2)颅内感染、颅内肿瘤患者。
(3)孕妇。

（4）重症心脏病及使用心脏起搏器者。

🍂 216. 什么是生物反馈治疗，它的注意事项是什么

生物反馈治疗是指通过生物反馈治疗仪，按一定要求完成特定的动作程序，学会有意识地控制自己，调节焦虑情绪。注意事项如下：

（1）治疗前，需平复情绪，坐在椅子上。

（2）治疗时，需按照仪器的指令逐步放松肌肉。

（3）治疗过程中，若有特殊自我感觉，属于正常反应，请不用太过紧张。

🍂 217. 什么是改良森田治疗，它的注意事项是什么

改良森田治疗是一种国际公认的、有效实用的心理疗法，以"顺其自然、为所当为"为基本法则，通过改善疑病素质，打破精神交互作用，逐步达到社会康复。注意事项有以下4点：

（1）需配合康复治疗师的指令进行治疗，不破坏和影响治疗环境。

（2）需在康复治疗师的指导下，认真按时完成作业。

（3）治疗过程中，康复治疗师会进行点评和指导，需仔细听讲。

（4）在治疗过程中，会有一些互动环节，需积极主动参与。

🍂 218. 什么是认知治疗

认知治疗是通过治疗矫正患者不合理的认知，使患者的情绪和行为得到改变；减轻和缓解症状，恢复社会功能；改善对服药的依从性；预防复发，矫正继发的后果。认知治疗有助于解决心理需求和心理问题，改善人际关系，促进康复，需配合治疗人员积极参加。如果在治疗过程中有任何疑问或不适，可告诉专业人员，专业人员会及时解答和处理。

🍂 219. 参加工娱活动的目的是什么

工娱治疗是一种通过让患者参加劳动和文化活动，以促进疾病恢

复的治疗方法,是一种有效的辅助治疗手段,因此需要患者积极参加工娱活动。工娱活动的目的包括以下方面:

(1)通过劳动使患者产生价值感、责任感,而工娱活动则可锻炼体魄、陶冶情操。

(2)可使患者情绪放松,避免其沉浸在病态之中接触恐惧、忧伤、焦虑、紧张等情绪。

(3)增加患者和环境的接触,改善患者的人际关系,以促进社会适应能力的恢复。

(4)开发患者正常的身心机能,防止智力、体力的失用性衰退,保存或学习部分生产技能,使患者早日回归社会。

220. 什么是心理治疗

心理治疗一般是基于心理治疗理论及相关实证研究(主要是咨询心理学、临床心理学和精神病学)而建立的治疗系统,以建立关系、对话、沟通、深度自我探索、行为改变等技巧来达到治疗目标,如改善受助者的心理健康或减轻精神疾病症状等。

221. 什么是松弛疗法

松弛疗法又称放松疗法、放松训练。每个人在生活中都会遇到让自己紧张、焦虑、恐惧的事情或情境,此时我们的机体会处于高的唤醒水平,松弛疗法就是通过一定的练习程序,使我们学习有意识地控制或调节自身的心理生理活动,以达到降低机体唤醒水平,调整那些因紧张刺激而紊乱了的功能。经过放松训练,通过神经、内分泌及自主神经系统功能的调节,可影响机体各方面的功能,从而达到增进心身健康和防病治病的目的。一般来说,在治疗过程中,治疗师会运用轻音乐及放松指导语来帮助需要者进入放松的情境,从而达到放松的目的。

222. 什么是运动疗法

运动疗法是指利用器械或患者自身力量,通过某些运动方式(主动或被动运动等),使患者全身或局部运动功能、感觉功能得以恢复的训练方法。康复医学所要解决的最常见问题是运动功能障碍,因此,运动疗法已成为康复治疗的核心治疗手段。

 ## 223. 精神科运动疗法有哪些形式

运动疗法可根据每个人情况的不同而选择不同的训练方式。一方面可以选择徒手运动,其不需要借助器械,仅靠自身的力量及坚持就可以完成,其主要内容包括呼吸训练、热身运动、健身体操、太极拳等。有条件的情况下可以选择器械训练,在训练的过程中借助体育器材或用具,以达到训练肌肉力量、提高身体协调性的目的,其主要内容包括各种球类运动、健身器材、瑜伽、跳绳、踢毽子等。

 ## 224. 运动对精神疾病的康复有什么好处

现有研究表明,在精神科开展运动疗法,可改善患者的孤僻、退缩行为,提升患者与人沟通的能力;其次可以改善患者的认知功能、社会认知、工作记忆、注意力等,有很好地预测社会功能的作用;运动疗法可以提高患者的社会适应性,使其早日回归社会。

 ## 225. 催眠疗法是让人睡觉的吗

催眠疗法不是让人睡觉的。它是通过言语暗示或催眠术使人处于类似睡眠的状态(催眠状态),使求治者的意识范围变得极度狭窄,借助暗示性语言,以消除病理心理和躯体障碍的一种心理治疗方法。通过催眠方法,将人诱导进入一种特殊的意识状态,将医生的言语或动作整合入患者的思维和情感,从而产生治疗效果。

226. 什么叫心理测定

心理测定是一种比较先进的测试方法,它是指通过一系列手段,将人的某些心理特征数量化,来衡量个体心理因素水平和个体心理差异的一种科学测量方法。

227. 为什么要做心理测定

心理测定是精神科门诊常用的检查手段之一,它能比较客观地反映人某个阶段的心理状态,如抑郁、焦虑自评量表,汉密尔顿抑郁量表,汉密尔顿焦虑量表;相对客观地反映人的个性类型,如艾森克个性测验、明尼苏达多相人格测验;它还可以评估心理与行为问题,如90项症状清单,此量表还可反映病情的严重程度,可作为普通人群心理健康筛查手段。心理测验结果可以为医生提供比较专业的参考。

228. 心理测定和心理治疗有什么区别

简而言之,心理测定是诊断手段,反映人当前的心理状态与心理问题。心理治疗是治疗手段,是针对有心理问题的人的治疗措施。

229. 心理测定的适应人群有哪些

主要是精神科患者和有心理问题的人。

230. SCL-90 的适应证有哪些

(1)反复因头部、颈部、背部、腰部和四肢疼痛在综合医院有关科室就诊,临床查体和实验室检查结果未提示器质性病变者。

(2)因焦虑、恐怖、疑病、抑郁等精神因素所致的慢性疼痛。

(3)各种原因引起的慢性全身疼痛。

(4)紧张型头痛。

(5)偏头痛。

231. SCL-90 里面的"对旁人责备求全"是什么意思

责备求全：总是指责缺点，追求完美无缺。对旁人责备求全，那就是对别人吹毛求疵，对别人或对别人做的事情要求十全十美，毫无缺点。

232. 患者阴性症状测试包含哪些内容

阴性症状量表反映精神分裂症患者的症状情况，包括情感平淡或迟钝、言语障碍（思维贫乏）、意志缺乏、兴趣/社交缺乏、注意障碍5项。

233. 什么是智力测试

智力测试是一种重要的心理测验技术，是有关人的普通心智功能的各种测验的总称。它不仅能够对人的智力水平高低做出评估，而且可以在某种程度上反映出与患者有关的其他精神病理状况，因此，智力测验是心理测验中应用最广、影响较大的工具和技术。目前常用的智力检测工具有韦氏智力测验、联合型瑞文测验、中国比内测验。

234. 成人韦氏智力测试包含哪些内容

成人韦氏智力测验包含言语智商和操作智商。言语智商包括知识、领悟、算术、相似性、数字广度、词汇6项测验项目；操作智商包括数字符号、图画填充、木块图、图片排列、图形拼凑5项测验项目。为了克服测验程序复杂费事的缺点，韦氏智力测验均有简式版本，如二合一、三合一、五合一或六合一等版本。

235. 老年性痴呆患者在门诊常用的智力筛选工具是什么

有简易智力测验、长谷川智力测试。有需要的人群可到相应的专业机构进行测评。筛选工具仅作为医生诊断的辅助手段之一，不能仅根据检测结果进行疾病相应诊断。

 236. 测量智商分数有什么意义

临床常用的智商测验有韦氏智力测验和联合型瑞文测验。联合型瑞文测验倾向于测量人的推理能力,做完会有结果解释。韦氏智力测验用离差智商解释测量结果。按照智商的高低,智力水平可分为如下若干等级,作为临床诊断的依据:

表1　智力等级表

智力等级	IQ 的范围	人群中的理论分布百分率(%)
极超常	≥130	2.2
超常	120~129	6.7
高于平常	110~119	16.1
平常	90~109	50.0
低于平常	80~89	16.1
边界	70~79	6.7
智力缺陷	≤69	2.2

表2　智力缺陷的等级

智力缺陷等级	IQ 的范围	占智力缺陷的百分率(%)
轻度	50~69	85
中度	35~49	10
重度	20~34	3
极重度	0~19	2

 237. 什么是精神康复治疗

精神康复治疗又称心理社会康复,是服务于精神疾病患者的康复措施。面对因精神疾病所致精神功能受限和残缺的人群,需采取综合措施才能有效,以训练技能为主,辅以必要的教育、心理干预和环境的改造等措施的综合利用,使患者尽可能地恢复正常的功能或重新获得

技能,才能使患者具有独立生活的能力,最终重返社会,这一过程称为精神康复。主要包括:

(1)医学康复 治愈疾病和防止复发。

(2)教育康复 又称心理康复,即正确认识疾病、面对歧视、提高心理承受力、纠正性格缺陷等。

(3)社会康复 提高生活自理能力、人际交往能力、学习能力等。

(4)职业康复 通过职业治疗提高患者对工作的兴趣,积累劳动经验,训练工作技能,胜任过去的工作岗位。

238. 精神康复治疗的目的是什么

让患者摆脱精神疾病的困扰,自如地与人交往,并且能够胜任自己的生活、工作和学习,提高其患病后的生活质量,减少疾病复发率,降低疾病致残率。

239. 精神康复治疗的内容包括哪些

(1)做出康复评定 首先要对患者的功能缺损做出康复诊断,应特别注意,康复评定不在于诊断患者患了哪种精神病,而是评定患者已有的功能缺损。如某患者为家庭主妇,但得病后不会做饭,她的康复评定就是"不会做饭";某慢性精神分裂症患者"不会整理自己的床铺";某患者出院后"不会自己去医院看病""不会使用电话与家人联系",等等。

(2)确立康复目标 根据病情及患者实际社会功能缺损的情况、康复诊断结果以及家庭、社会对患者的角色要求,为患者确定切合实际的康复目标。如某女性精神分裂症患者病前为家庭主妇,能较好地料理家务、照看孩子、为按时上班的丈夫做饭,病后这些家庭角色职能发生障碍(妻子、母亲的角色职不能完成)。其丈夫要求:"只要能在家照看孩子,或者把孩子送托儿所,只要为我下班做熟饭即可。"根据康复评定及家庭要求,该患者的康复目标就是:照看孩子和为丈夫做饭。

（3）制订周密的康复计划　根据康复评定和康复目标，制订周密的康复计划，如由康复师讲述照看孩子的方法，使用模拟的玩具娃娃进行模拟；教给患者如何用钱，如何上街购物、买菜，怎样洗菜、炒菜、做饭等。康复计划的实施最好是在家庭、社会等要求达到康复目标的环境中进行。要在住院条件下实施，则医院要设立模拟家庭的环境和社会的环境、设置厨灶等，这些投资花费大，若计入"住院费"内，将会有不少患者承担不起昂贵的住院费用。

（4）康复治疗的评定　康复计划按时完成后，应由康复师或精神科医师评定康复实施的实际效果。已达到了康复目标要求者，为康复效果良好。结束此计划后，可再找出患者另一个社会功能缺损表现（康复诊断），并制订下一个康复目标和康复计划，这样周而复始，直至患者的社会功能全部恢复。

240. 什么是精神残疾

精神残疾是指精神病患者患病持续 1 年以上未痊愈，同时导致其对家庭、社会应尽职能出现一定程度的障碍。精神残疾的患者在日常生活、家庭职能、社交活动等方面有不同程度的损害，因此需要通过康复治疗来训练患者某些方面的能力或训练其代偿能力。

241. 哪些人应该做康复治疗

一般来说，精神残疾可由以下精神疾病引起：精神分裂症；情感性、反应性精神障碍；脑器质性与躯体疾病所致的精神障碍；精神活性物质所致的精神障碍；儿童少年期精神障碍；其他精神障碍。除此之外，存在一些躯体残疾的患者也同样需要进行康复治疗，只是两者在治疗的内容及形式上存在不同。

242. 精神康复治疗与康复治疗有什么关系

精神康复治疗是针对精神疾病的功能康复治疗，属于康复治疗的范畴,它旨在针对精神科患者进行康复训练。而康复治疗的服务范围广,比如残疾人、老人、慢性病患者、疾病或损伤人群、亚健康人群等的功能康复治疗。

243. 康复治疗应该从什么时候开始介入

根据精神科临床路径标准,入院第一天就应该介入康复治疗。康复治疗应与临床治疗相融合,贯穿于疾病治疗的全过程。康复治疗应从早期开始,开始得越早,功能恢复的效果越好,患者付出的精力和经济负担也相应越少。并且康复治疗还可以减缓甚至逆转某些疾病的进程。

244. 康复治疗有什么作用

药物是控制病情的前提,康复治疗是病情稳定的延续;开展康复治疗能有效地减少复发,减轻家庭的经济压力,避免反复住院的恶性循环现象;锻炼患者的社会功能,培养患者的生活信心;通过集体康复训练,加强患者的人际交往能力,减轻患者的病耻感;针对患者不同程度的精神症状和不同的社会功能缺损,采取综合措施,使患者尽可能地恢复正常的社会功能或重新获得技能,具有独立生活的能力,最终重返社会。

245. 康复治疗是由医生还是由护士来实施

康复治疗是采用多专业协同的工作方式。康复协作组成员包括康复医师、物理治疗师、心理治疗师、社会工作者、教师、康复护士等。协作组共同参与,分工不同。康复医师主要是接诊患者,并做出必要检查及康复计划,对住院患者进行查房或会诊,对门诊患者进行复查及处理;康复护士主要执行基础护理工作,密切观察患者生理、心理、生活等方面情况,及时在小组讨论中反馈。

246. 精神康复治疗就是工娱治疗吗

精神康复治疗不是工娱治疗,工娱治疗只是一项有效的精神康复治疗措施,而精神康复治疗的项目较多,如作业治疗、运动疗法、音乐疗法、舞动治疗、康复心理治疗、中国传统康复治疗等。

247. 在精神康复治疗中为什么还要家属参与

精神疾病在治疗的后期,就要做好精神病的防治康复工作,使患者能回归社会,像正常人一样地工作、学习和生活,这不仅是患者的希望,同样也是家属的期盼,因此家属的参与很重要。家属可以从以下几方面来帮助精神疾病患者回归社会:

(1)家属要对精神病患者进行鼓励　患者越是不想接触社会,那么患者的社会功能退化就越严重。所以家属应该积极鼓励患者多参加社会交往与社会活动,让患者走出家门,上街购物,与别人谈心,从事力所能及的劳动等,坚定其回归社会的信念。

(2)家属要对精神病患者进行指导　对于精神病患者来说,仅有一些督促、鼓励是不够的,生活中,他们不知道怎样与人交往,不敢独自进商店购物,不懂得如何接待客人,甚至连怎样到理发店理发都感到困难,这是由于他们受疾病的影响和较长时间不与社会接触所造成的,对此,家属要有足够的耐心,循循善诱地指导患者怎样去做,必要时还应该陪着患者一同去做。

(3)家属对精神病患者要宽容　对于患者来说,在心理上回归社会比战胜精神病更为困难,他们不仅要克服自身的心理障碍,还要同外界的各种干扰做斗争,因此,常常会出现失误、犹豫、退缩,或出现一些令人尴尬的情况。这时,断不可简单粗暴地批评、指责患者,而应以宽容的态度善待他们,耐心地予以引导和帮助,保全患者回归社会的信心。

(4)其他方面　虽然精神病患者经过治疗可以回归社会,但是在回归社会的过程中,患者还是必须要遵照医嘱按时按量服药,否则疾病复发,回归社会的希望也将成为泡影。另外,社会各界的关爱、理解、支持都有助于精神病患者回归社会。

总之,对于精神病患者来说,回归社会无疑是对患者病情最大的帮助,这时家属就是精神病患者回归社会的最好支柱,所以家属一定要做好精神病患者的康复护理工作。

248. 康复治疗大概要花费多少,能报销吗

康复治疗的收费是根据患者的功能水平、采用的治疗方法、医院等级、患者所处地区的总体消费水平而定的。一般到正规的专业医院治疗,收费都是严格按照国家的收费标准收取。目前医保仅报销在住院期间进行的康复治疗,不同地区康复项目报销不同;参保方式不同,报销方式及报销比例也不同。

249. 住院期间有哪些康复治疗形式

心理康复治疗、森田疗法的运用,生活康复训练,体育、音乐康复训练,行为康复训练和就业康复训练。职业功能训练是康复患者就业训练及创造价值的最佳康复措施,使患者感到自己并未被废弃,还会成为社会有用之人。

250. 出院后的康复治疗形式

(1)日间治疗　是指为那些已经出院的患者提供的日间照料和训练活动,主要内容有:日常生活技能训练、心理教育和咨询、职业前技能训练等。

(2)庇护性就业　是指由政府、医院或者非政府组织提供工作场所,帮助出院后但暂时无法参加竞争性工作的精神疾病患者,为他们提供工作机会,培养工作技能。

(3)社交技能训练　是一种以学习理论为基础的康复治疗方法,首先设定行为目标,通过激励、建模、塑造行为和正行强化等方法,帮助精神病患者发展社会功能。

（4）职业康复　是出院后的精神疾病患者的心理社会治疗的重要部分，帮助患者获得职前的社交及工作技能，为其更好地适应社会、适应出院生活做好准备。

（5）心理社会治疗　包括个案管理、职业康复、家庭干预、认知行为治疗、技能训练、疾病自我处置训练等。

251. 患者的自我照料、料理家务等日常生活能力也需要训练吗

需要。主要目的是建立患者的自我康复意识，充分发挥其主观能动性，提高自信心，重新建立独立生活的自信，重新建立或者维持基本的日常生活活动，调动并挖掘其自身潜力，使其生活自理，降低对他人的生活依赖；改善患者的躯体功能，达到通过日常生活活动进行训练的目的，以适应回归家庭、重返社会的需要。

252. 精神康复中提到的"恢复"是什么意思

精神康复的最新研究中加入了"恢复（recovery）"的概念，而且逐渐被接受，这点对精神病患者的精神康复来说是非常重要的，因为重型精神疾病是一个终身的疾病，"恢复"这个概念表明患者可以与疾病和症状共存，因此这个概念也为患者带来希望。对精神疾病患者来说，恢复就是重整他们的个人人生目标，最终适应疾病带来的影响。有精神康复专家认为，康复过程的第一步就是接纳自己。如果患者能够接受疾病的事实，就是康复成功的开始。恢复是一个独特的个人经历，这个经历包括改变个体的态度、价值、感觉、目标、技巧和角色。通过这些改变，患有精神疾病的个体能够在疾病的限制中享受到生活的满足感与希望。换句话说，恢复就是指患者虽然受到疾病的影响，但还是可以过有意义和有目标的生活。

253. 康复治疗是如何起源的

30 多年前，美国波士顿大学精神病康复中心的 Anthony 博士和他

的团队致力于发展一门结合心理学、职业治疗、康复咨询等不同的学术知识，另外再加上测试和科学实证的过程的新技术，结果他们成功地研发了精神康复。

与此同时，他们也在美国国内进行了大量的人员培训。除了 Anthony 博士和他的团队外，加州大学洛杉矶分校的 Liberman 博士和他的团队对精神康复的发展也是功不可没的，特别是在提出具体培训人才的内容方面。另外，新罕布什尔州达特默斯精神病研究中心的 Drake 博士和他的团队在推动以循证为基础的临床实践方面更是居功至伟。精神康复这个专业，经过多年的推广和实践，已经是一个受到广泛认可的精神疾病干预模式，特别是对重型的精神疾病患者而言。

254. 康复治疗疗程是什么

康复治疗强调全程康复，患者除了在住院期间的康复训练外，还需要门诊的康复训练、社区康复训练、家庭康复训练及职业康复训练，每一种训练都各有侧重，治疗方法和内容也不一样。康复治疗的计划也是根据患者的具体情况逐步调整的。所以患者在疾病的不同阶段都需要康复治疗的介入和陪伴。

255. 对精神科患者的评估包括哪几个方面

首先要对患者进行精神症状方面的评估，精神症状是判定精神病的主要依据；其次进行社会功能方面的评估，以此来界定患者是否是因为疾病或是服用药物而造成的某些社会功能的降低，从而更好地为患者进行系统的康复训练，发展患者的代偿功能；最后要进行访谈评估，从而了解患者及家属的需求，为其提供心理支持。

256. 为什么要对患者的精神症状进行评估

截至目前，大多数精神病的发病原因仍不明确，因此缺乏有效的检查、化验等客观指标作为诊断的依据，临床诊断主要是通过患者自述症状及周围人对于患者行为的描述，医生对于患者的病程、精神状态进行评估,发现精神症状,继而综合分析和判断这些精神症状而最终得出临床诊断。

257. 精神症状评估量表包括哪些内容

(1)简明精神病性量表(BPRS) 是一个评定精神病性症状严重程度的量表,适用于具有精神病性症状的大多数重型精神病患者,尤其适宜于精神分裂症患者。

(2)阴性症状量表(SANS) 主要用来评定精神分裂症的阴性症状,包括情感迟钝、情绪退缩、交流障碍、被动淡漠、社交退缩等。

(3)阳性症状量表(SAPS) 主要用来评定精神分裂症的阳性症状,包括幻觉、妄想、怪异行为和阳性思维形式障碍。

(4)大体评定量表(GAS) 只有一个项目,即病情概况,分成100个等级(1~100)。评定时不但要考虑各类精神症状的严重程度,而且还要考虑社会功能的水平。分数越低,病情愈重。

(5)自知力与治疗态度问卷量表(ITAQ) 为一般定式问卷,共有11个条目,包括对疾病的认识和对治疗的态度。每个问题由评定医生向患者提出,由患者对问题进行回答和解释,医生根据患者回答的情况进行0~2三级评分,分数越高,表明自知力越充分。

258. 精神分裂症的阴性症状是什么

精神分裂症患者阴性症状常常表现为安静、合作,不好事也不会吵闹,只是生活比较懒散、行为退缩,对任何人和任何事都缺乏兴趣和爱好,从来不会参加任何社交和社会活动。

259. 为什么要对患者进行社会功能方面的评估

精神疾病是一种慢性迁延性疾病,常遗留社会功能缺陷,是导致精神衰退中最常见的精神性疾病。精神疾病患者常持续存在情感淡漠、兴趣缺乏、不知清洁、生活懒散、行为退缩等症状,而常规的抗精神病药物对其疗效甚微。社会功能评估能够确定患者社会功能的缺损程度,从而制订适合患者的康复计划,发展患者代偿功能的同时,提升其自我价值及回归社会的勇气与信心,使其逐渐适应生活、工作和社会。

260. 有哪些量表可以评估精神病患者的社会功能

(1)社会功能缺陷量表(SDSS) 主要用于评定精神病患者的社会功能缺陷程度。

(2)日常生活能力量表(ADL) 共有14项,包括两部分内容:一是躯体生活自理量表,共6项(上厕所、进食、穿衣、梳洗、行走和洗澡);二是工具性日常生活能力量表,共8项(打电话、购物、备餐、做家务、洗衣、使用交通工具、服药和自理经济)。评定时按表格逐项询问,如被试者因故不能回答或不能正确回答(如痴呆或失语),则可根据家属、护理人员等知情人的观察评定。

(3)社会支持评定量表(SSRS) 用于测量个体社会关系的3个维度共10个条目,有客观支持(即患者所接受到的实际支持)、主观支持(即患者所能体验到的或情感上的支持)和对支持的利用度(支持利用度是反映个体对各种社会支持的主动利用,包括倾诉方式、求助方式和参加活动的情况)3个分量表,总得分和各分量表得分越高,说明社会支持程度越好。

(4)个人与社会表现量表(PSP) 作为评估精神分裂症患者社会功能改善的重要工具,对患者的功能恢复具有积极意义。

(5)家庭负担会谈量表(FBS) 从家庭经济、家庭日常活动和娱乐活动、家庭关系、家庭成员躯体健康和心理健康等多个维度对伤害造成的家庭负担进行评价。

261. 患者做量表时应该注意什么

(1)到量表测查的正规部门进行测查(如精神专科医院、心理治疗室等),切不可随意相信网上的测验及结果。

(2)测查时,根据自身的实际情况进行反应,对于不明确的问题,根据自己的第一印象进行反应。

（3）测查结果只能为临床诊断提供一个依据,具体情况还需根据患者的实际情况判定。量表的测查只能反映一段时间的情况,不可认为其结果是永远不变的。

262. 精神疾病患者做评估时都有什么需求

（1）在一个相对封闭的环境中进行,有利于保护患者的隐私。

（2）测验环境需要保持安静,利于患者静下心来进行测验。

263. 对患者进行认知成套测验有什么作用

精神科患者由于疾病的影响及长期服用抗精神病药物,会对其自身认知方面（注意力、记忆力、反应能力、推理能力等）的功能产生影响。因此,通过认知成套测验可以了解患者哪些方面的认知存在缺损或下降,从而可以更有针对性地对患者进行训练。

264. 心理康复有什么意义

心理康复依据的是康复心理学。在精神科康复心理实践中主要处理患者的各种心理困扰,如情绪、家庭关系、人际交往、就业和独立生活等。多采取团体艺术治疗、认知疗法、行为疗法、家庭治疗等方法进行干预性治疗,以解决患者所面对的心理障碍,减轻精神症状,改善患者的非适应社会的行为,使其更好地面对生活和适应社会。

265. 什么是艺术治疗

艺术治疗是心理治疗主要的方法之一。传统的语言沟通对不善于表达或者不会表述的患者来说,疗效相对较慢,采用艺术治疗能够让治疗师灵活运用不同的表现性技法,如音乐治疗、舞蹈治疗、绘画治疗、心理剧治疗等,释放患者的情感,达到治疗师与患者心理上的沟通。

266. 音乐治疗对我们有哪些帮助

音乐直接作用于人脑主管情绪的中枢，可以对人的情绪进行双向调节。音乐是一种社会产物，治疗师可以利用音乐轻松地组成一个团队，从而改善患者的人际关系。音乐中的节奏旋律都是结构化的、可预见的，特定的训练可改善患者的不良行为。音乐是令人安全的、舒适的，因此患者没有过多的阻抗，在治疗过程中，超越意识直接作用于潜意识。音乐治疗还可以帮助患者提高认知能力、放松减压等。

267. 音乐治疗就是听音乐吗

音乐治疗方法可分为接受式、即兴式、再创造式。采用听、唱、演奏、创作、律动及其他艺术形式等与音乐有关的技术，使被治疗者达到身心康复的目的。在聆听的过程中，不仅仅有主动聆听法，还有音乐同步、音乐想象、音乐肌肉渐进放松等方法。

268. 音乐治疗对康复有什么作用

在治疗的过程中，治疗师通过系统的方法技术，针对患者的问题进行治疗。例如聆听的过程中，采用音乐同步的方法使音乐与情感一致，促进内省，调节情绪；也可以通过对歌词的讨论对情感进行分享；演唱可以帮助患者增进表达性语言的训练；器乐演奏可以提供非语言式的表达等。

269. 绘画对康复治疗有什么作用

患者在绘画的创作过程中，将潜意识里压抑的感情与冲突呈现出来，可以让患者以非口头表达的方式来表达自己。画家往往通过复杂而独特的绘画技巧宣泄自己的情感，他们的作品往往也是灵魂的窗口。因此绘画是宣泄情绪的有效方法。

270. 舞蹈对康复治疗有什么作用

舞蹈治疗又称动作治疗,通过舞蹈动作宣泄情绪,增强意志,激发潜力。一位来访者由于工作压力对生活失去信心,通过治疗师对她的引导,她自己化身为小草、大树、山河、雄鹰……通过一系列的动作,她感受到了生活的美好,倾诉了自己的情绪后非常轻松,她告诉治疗师:"舞蹈给我带来了一种前所未有的体验。"

271. 音乐治疗对老年痴呆患者康复有什么作用

音乐治疗对于老年痴呆患者,在记忆力、认知行为、情绪等方面有一定的作用。熟悉的音乐可以引起老人对曾经生活经历的回忆,改善其记忆力。老人还可以将一些常识编入歌词里,通过音乐中的简单节奏促进表达、增强记忆。歌曲的演唱能够增进语言能力、缓解紧张情绪等。

272. 在什么时候介入心理治疗最佳

患病前、住院期间甚至康复后期都需要心理治疗的干预。初期可及时发现、及时解决。住院期间可帮助患者掌握疾病情况,对疾病有正确的认识。康复后期可消除负面情绪、提高自信心等。

273. 抑郁症患者就不能承受压力了吗

生物、心理与社会环境诸多方面因素参与了抑郁症的发病过程。成年期遭遇应激性的生活事件,是导致具有临床意义的抑郁发作的重要触发条件。然而,以上这些因素并不是单独起作用的,因此,抑郁症和压力有关系,但抑郁症患者并不是无法承受压力。

274. 如何帮助康复期患者重拾自信

应该鼓励康复期患者做到以下几点:
(1)善待犯错的自己,有助于避免一错再错。

（2）关注自己的真实品质和成功。

（3）每个错误都是一次学习经历。

（4）使快乐成为习惯。

（5）坦然面对失误。

（6）通过积极的自我交谈获得自信。

（7）请无条件地接受自己。

（8）每天应该有一点属于自己的时间。

（9）不为取悦他人而忽略自己的偏爱。

275. 正确调节情绪的方法有哪些

（1）自我鼓励法　用某些哲理或名言安慰自己，鼓励自己同痛苦、逆境做斗争。自娱自乐，会使情绪好转。

（2）语言调节法　语言是影响情绪的强有力工具。悲伤的时候，朗诵滑稽、幽默的诗句，可以消除悲伤。用"制怒""忍""冷静"等词语进行自我提醒、自我命令、自我暗示，也能调节自己的情绪。

（3）环境制约法　环境对情绪有重要的调节和制约作用。情绪压抑的时候，到外边走一走，能起到调节作用。心情不快时，到娱乐场所做做游戏，可以消愁解闷。

（4）注意力转移法　请你把注意力从消极方面转到积极、有意义的方面来，心情会豁然开朗。例如，当你遇到苦恼时，可以将它抛到脑后或看到光明的一面，则会消除苦恼。

（5）能量发泄法　对不良情绪可以通过适当的途径排遣和发泄。消极情绪不能适当地疏泄，容易影响身心健康。所以，该哭时应该大哭一场，心烦时找知心朋友倾诉，不满时发发牢骚，愤怒时适当地出出气，情绪低落时可以唱唱欢快的歌。

276. 音乐能治疗疾病吗

研究表明，良性的音乐能提高大脑皮质的兴奋性，从而陶冶性情，启迪智慧，改善注意力，增强记忆力，消除抑郁、焦虑、紧张、恐怖等不良情绪,解除肌肉紧张,消除疲劳,提高劳动效率。当人们处在优雅悦耳的音乐环境中,可以改善神经系统、心血管系统、内分泌系统和消化系统的机能,促使人体分泌一种有利于身体健康的活性物质,提高应激能力和机体抵抗力。

277. 常见的心理康复形式有哪些

(1)个体心理康复　通过对个体心理的分析,了解和把握个体行为的原因,进一步预测和控制个体的行为,充分挖掘个体的潜能,激发个体的工作积极性,使个体的心理和行为符合管理目标。

(2)团体心理康复　它是通过团体内的人际交互作用,促使个体在交往中观察、学习、体验,认识自我、探索自我、调整改善与他人的关系,学习新的态度与行为方式,以促进良好的适应与发展的助人过程。

(3)家庭心理康复　让患者家属参与到治疗中来。

278. 康复期患者有哪些心理需求

(1)被尊重、被接纳的需求　患者往往因丧失部分能力,处于被动地位,增加了对自尊的需要和渴望被人尊敬。

(2)自我实现的需求　患者住院后疾病可以得到更好的治疗,但也会担心因此而耽误工作和学习。出院后自己的生活需要重新规划。

(3)爱与归属的需求　患者需要家人的陪伴和支持。

279. 当和别人发生矛盾时,该怎么办

(1)主动和解　矛盾发生之后,双方往往互不搭话,处于僵局。此时最不可取的就是双方都不采取主动,等待对方来向自己表示"让步"的做法。其实,这样做只能拖延僵局的时间,让结果变得更加糟糕。而采取主动和好的方法,常能得到对方的谅解。如果不便直接表示,亦可用"间接法",如一方碰倒了椅子等物,另一方主动扶起摆好;再如主动多做家务等。在爱的暖流冲击下,会使矛盾化解。

(2)切忌翻老账　在争吵时总要翻陈年老账,把已属于对方过去

的弱点、错误一股脑儿数落出来，甚至把对方父母、兄弟姐妹也牵扯到事件中来，导致矛盾扩大和复杂化，是极不理智和不可取的。

（3）相互谅解　多原谅对方，不要抱着"破罐子破摔"的消极态度，过去的事情就让它过去，一切重新开始。那么，争吵很快过去就能使创伤的感情得以弥合。

280. 如何预防社交恐惧症

（1）面对社交恐惧症（倾向），首先要有一个正确评价自我的标准，发掘自身的优势，比如，演讲能力不行，但是写作的能力不错，"尺有所短，寸有所长"，这也是自己的一个优势，自己并不比别人差什么，在对外联系交往中，扬长避短是关键。自己处处都优秀，高人一等，这是自我心理期许过高的表现。

（2）其次，建议采取心理自我刺激疗法，主动地、有意识地纠正自己的心理障碍。比如多为自己创造一些在大庭广众之下发表意见的机会。

（3）多增加和异性朋友交往的机会，感到紧张的时候，默念"放松"。开始时不必正视大家的目光，把精力集中在自己的谈话上。然后逐渐有意识地调整自己，从容面对大家，用眼神、表情和听众交流，直到慢慢地消除恐惧感。

（4）在自己紧张的时候，还要学会放松练习。找一个诱导物，比如在一个柔软的垫子上找一个舒适的姿势坐下，听着大海的涛声或者看着一幅优美的风景画，闭眼默念"放松"，想象身体逐渐变得发沉和松弛，呼吸自然。练习过程中不要分散自己的注意力，专注自己的心理感受，整个训练过程持续 2～20 分钟，以感到轻松为止，完成练习后静坐片刻再睁眼起身，动作不要太猛。每天练习 3～4 次，不适的紧张和焦虑会逐渐缓解。

281. 什么是社区康复

社区康复是以社区为基础的康复，世界卫生组织所强调的定义为:社区康复是指启用和开发社区的资源,将残疾人及其家庭和社区视为一个整体,对残疾的康复和预防所采取的一切措施。

282. 社区康复适用于哪些人群

社区康复的护理对象主要是残疾人和有各种功能障碍,以致影响正常生活、工作和学习的慢性病患者和(或)老年人。社区中常见的慢性病患者是脑卒中恢复期、精神疾病恢复期、脊髓损伤恢复期、骨关节炎、原发性高血压、糖尿病及冠心病等病的患者,多是出院后或门诊康复后仍需继续康复者。

283. 社区康复在精神康复中有什么重要性

社区康复可以为精神障碍患者提供持续的综合性服务,同时对精神障碍患者的早期发现、早期诊断、早期治疗、就近诊治及预防复发等提供了较好的保证。患者可以在达到条件后出院,在社区更好地康复治疗,更快地回归社会。

284. 社区康复护理的基本方法有哪些

(1)物理疗法　是指用物理方法进行的康复治疗,它可预防和减少手术后并发症、后遗症、功能障碍、残疾的发生,预防老年慢性心肺疾病的发生、发展,预防和治疗褥疮,解除或减轻病变所产生的疼痛,改善关节功能等。常用的有光疗法、电疗法、超声波疗法、磁疗法、水疗法等。

(2)运动疗法　是指运用现代科学知识、方法和技术,以现代医学和体育学理论为基础,结合使用训练器械和设备进行运动。运动疗法可加强中枢神经系统、内分泌和代谢功能的调节,提高心血管和呼吸系统的功能,达到强化功能、促进肢体康复、改善精神和心理状态的作用。常用的运动疗法有医疗体操、耐力运动、拳术与气功等。

(3)作业疗法　是一种为恢复患者功能的治疗方法,是有目的、有针对性地从日常活动、职业劳动、认知活动中选择一些作业活动,对患者进行训练,以缓解症状和改善功能。常用的有家务活动训练、日常生活行动训练、职业性劳动训练、工艺作业、文娱疗法、假肢穿戴后的活动训练等。

(4)针灸疗法　是利用针刺或艾灸刺激人体的穴位,发经络之气,调节脏腑气血功能,从而达到防治疾病、使机体康复的一种方法。

(5)按摩疗法　按摩疗法是康复治疗者用手、肘、膝、足或器械等在人体体表施行各种手法来防治疾病的一种方法。通过按摩,调整神经系统和内脏功能,改善循环、松解粘连和挛缩的组织、改善肌肉功能状态等。

(6)心理疗法　又称精神疗法,是一种心理调整和干预,以求达到改变人们行为、思想和情感的方法。常用的有支持性心理疗法、暗示和催眠疗法、行为治疗(条件反射疗法)和认知疗法。

(7)语言疗法　是对有语言障碍者进行矫治,以恢复或改善其言语能力的治疗方法。采用的方法有发音器官的训练,如伸舌、卷舌、鼓腮、吹口哨等;另外还有构音练习、模仿练习、朗读、会话练习等。

(8)日常生活活动能力训练　是为了维持生存及适应生存环境,提高生活自理能力而进行的一系列训练活动,如运动方面的床上运动,轮椅上运动和转移,借助设备行走、上下楼梯,交通工具的使用等;自理方面的进食、更衣、如厕、洗漱、修饰等;交流方面的打电话、使用电器、书写、阅读、交谈、外出活动等;家务劳动方面的室内清洁、家用电器使用、厨房活动、照料他人等。

(9)呼吸功能训练　有效的呼吸功能训练能增大换气量,增强耐力,促进肺内分泌物的排出;改善脊柱和胸廓的活动状态,维持正确姿势。通常是利用吹气囊、吹蜡烛的方法和胸廓向上抬举、上肢外展扩大胸廓的辅助性呼吸运动来增加肺活量,防止肺功能下降。

🖋 285. 我国精神疾病社区康复发展现状如何

自20世纪60年代以来,我国在社区康复方面有了较大的发展,并取得了可喜的成绩和经验,以"群防群治"为基础、多种形式并举的精神障碍康复及防治工作体系逐渐形成,相关研究不断深入。我国上海、北京等地都有这方面的成功经验,通过各地卓有成效的工作,在降低重性精神病的复发率、降低住院率、提高出勤率与减少肇事肇祸率等方面都收到了良好的效果。

286. 精神疾病社区康复的形式有哪些

基层专科、精神卫生工疗站和福利工厂、群众性看护小组、厂矿企业开展精神障碍的防治康复工作家庭病床、日间医院、夜间医院、中途住所、长期看护所、家属联谊会。

287. 社区康复中群众性的看护小组是什么

群众性的看护小组是一种群众性、社会性的支持系统,属于自助性组织,即对辖区内不能来工疗站等康复场所的患者,在精神卫生防治机构的指导下,建立群众性的看护小组。一般由居民村民委员会的干部、基层卫生人员、邻居及患者家属等组成。其主要职责有:定期访视、观察和记录病情;督促患者遵医嘱按时按量服药;关心患者的思想与生活;帮助患者提高自我解决问题的能力;指导家属对患者的护理和照料;及时发现病情变化的征兆;对周围群众进行宣传教育,使他们能正确地对待精神障碍患者;对处于发病状态的患者及时监护,防止或减少因疾病所致的肇事肇祸。目前这种康复形式愈来愈受到推广,在全国已形成了一支庞大的防治康复队伍。

288. 什么是社区康复家庭病床

精神科家庭病床在我国已有较长的历史并积累了相当的经验,特别在农村地区,精神障碍患者就诊不便、住院困难,这更是一种重要的精神障碍康复服务形式。家庭病床是指精神障碍患者在家庭环境中接受医疗与护理,充分利用家庭、社会的有利因素,促使病情好转,进行康复训练,并提高适应社会的能力。

适应对象有:精神疾病病情虽重,但尚能在院外接受治疗的患者;

受种种条件限制而不能或无条件去医院诊治的患者；新近出院的精神障碍患者的连续性医疗、康复服务。这项工作主要由各区、县或街道、乡镇的专职或兼职医生承担。

289. 什么是社区康复日间医院

社区康复日间医院是作为患者回归社会的过渡性的"部分住院"形式，即在专业机构中设立日间治疗中心，让患者白天来医院，晚上回家。在日间医院里，患者继续接受治疗和康复训练，以职业康复、生活康复及社交康复为重点，并根据目前"部分"回归社会中所遇到的问题，积极开展心理社会治疗，及时进行针对性辅导。

290. 什么是社区康复夜间医院

社区康复夜间医院是一种部分住院形式，患者白天在社区，晚上来医院。适合那些家庭一时不能或不愿接受或者是在当地无家庭且病情处于稳定期的患者。目前我国采取此种康复形式尚少，但随着社会人口流动性增加、家庭小型化与人口老龄化的发展趋势，今后这类康复形式在城市可能会逐渐增多。

291. 什么是社区康复家属联谊会

这是近年来发展起来的，是由社区中的患者家属等所组成的自助团体。活动形式是邀请专业人员，定期为家属、患者讲授有关精神障碍及其治疗康复方面的知识。通过患者、家属等的互相学习、互相交流与互相帮助，减少精神障碍复发等情况，提高康复训练水平，同时减轻家属的心理负担。

292. 睡眠对健康的意义有哪些

可以提高脾脏和骨髓的造血机能，提高人体的免疫力，提高智力，促进生长和发育，消除疲劳，恢复体力，同时是美容的最好方式。

293. 正常人的睡眠时间是多久

睡眠是一种在哺乳动物、鸟类和鱼类等生物中普遍存在的自然休息状态，甚至在无脊椎动物如果蝇中也有这种现象。对于人，睡眠占了人生的 1/3，可以说睡眠的好坏是生活质量高低的基础。正常人每天睡眠大概需要 8 小时左右。

294. 如何午休更科学

一般午睡时间安排到午饭后半小时为好，不要饭后即睡，因为刚吃了午饭，胃内充满食物，消化机能正处于运动状态，这时午睡会影响肠胃的消化。为使午睡对人体有益而不影响晚上的睡眠，以午睡 30 ~ 60 分钟为宜，睡的时间太长对身体没有好处。同时要注意采取正确的睡眠姿势并盖好被褥，以防感冒。

295. 睡眠越多越有益于健康吗

适当的睡眠是人体所必需的，而过多的睡眠对人体有害无益，它会导致人起床后感到昏昏沉沉或无精打采。每天睡 10 个小时的人与只睡 8 个小时的人相比，因心脏病死亡的比例要高出 1 倍，因中风死亡的比例要高出 3.5 倍。睡眠过多就如同吃得太饱一样，是有害于健康的。充足的睡眠不完全取决于数量，更取决于睡眠的质量。

296. 如何有效调整睡眠方案

现代人生活、工作压力大，睡不好、失眠多梦、易醒等是人们普遍存在的问题，很容易影响到身体健康以及日常的工作及生活，我们应从日常作息及饮食疗养等方面着手，改善睡眠质量，逐步调整作息，找回优质睡眠。

297. 打呼噜就是"睡得香"吗

以前，打呼噜被认为是睡得香，但现在人们已经逐渐认识到这种现象可能是一种病态。打鼾的人时常被别人抱怨,和同室或者配偶的关系会因此而变得异常紧张,这些都令打鼾者烦恼。然而打鼾更大的危害是引起呼吸暂停。正常人在睡眠时呼吸均匀,氧气摄入量满足身体各部位的需要。如每晚有 7 个小时的睡眠,呼吸暂停的人则有 300 ~ 400 秒处于无氧吸入状态,血氧浓度低于正常值约 8% ~ 10%,这样夜复一夜,年复一年,支离破碎的睡眠使氧气摄入量明显减少,身体各重要部位因缺血缺氧而诱发各种严重疾病,如果脑细胞组织持续缺氧 4 ~ 6 分钟就会引起脑细胞的不可逆性死亡。打鼾者的气道比正常人狭窄,严重时气道可以完全阻塞,发生呼吸暂停。呼吸暂停时气体不能进入肺部,造成体内缺氧和二氧化碳潴留,严重者可导致高血压、心脏病、心律失常、脑血管意外、糖尿病、肾病、甲状腺机能减退等,甚至发生睡眠中猝死。53% 的脑血管意外发生在夜间睡眠时,近来研究表明,打鼾与呼吸暂停是脑血管病的一个独立的发病诱因,是发病的主要原因之一。

298. 为什么睡不着和睡觉多都叫睡眠障碍

睡眠障碍是指由于各种心理、社会因素引起的睡眠质量或时序的变化,即失眠、嗜睡及睡眠 - 觉醒节律障碍等。

299. 失眠会导致精神病吗

精神疾病会有失眠症状,但失眠不一定会发展成为精神疾病,有些重型精神病患者的早期会出现失眠,但这只是其中的个别症状表现。失眠是一种心理失调的表现,属于暂时的功能性障碍,并非大脑或神经系统的器质性病变。需要明白的是,采取合理的综合应对措施,失眠是可以治愈的。一旦出现失眠,要早诊、早治、早预防。首先分析失眠的原因,解除对失眠的焦虑和恐惧情绪,锻炼坚强的意志和开朗的性格,树立治疗信心;其次,正确对待人生,正确对待和处理各种矛盾,克服多愁善感的情绪,树立正确的世界观、人生观。失眠本身的影响远远低于失眠所导致的焦虑、抑郁及恐惧的影响,治疗过程中意识到这一点相当重要。

300. 人为何会做梦

做梦是一种正常的生理现象,人体只要进入睡眠期就可能开始做梦,每晚有 80～120 分钟(占总睡眠时间的 20%～25%)在做梦,不过多数梦境出现在深睡眠期之后的一个特殊阶段,称为快速动眼期。因为在这个阶段,我们的交感神经开始兴奋,眼皮下面的一双眼球开始快速运动,脑电活动明显增强。在我们熟睡的时候,大脑活动的频率和强度却类似于清醒状态,把白天获得的信息储存提取,整理重组,帮助我们学习、吸收新的知识,巩固这一天所发生的事情的记忆,并且将这些记忆与我们已经知道的事情联系在一起。

301. 做梦就表示没睡好吗

梦是人在睡眠中出现的一种正常的生理现象,每个正常人在睡眠过程中都会做梦,每晚大约做 4 次梦。梦对人有很多益处:①有助于脑功能的恢复和完善:做梦能促使脑内蛋白质合成和更新,为大脑功能恢复提供物质基础。②有助于智力的发育:人进入深睡眠容易做梦,能量消耗少、合成增加,有利于神经系统的发育,提高人的思考与分析能力、提高智商。③有助于人的创造性思维:人在梦中自由联想、触发灵感,利于产生创造性思维。

302. 双休日补觉能补回来吗

现在有一些上班族喜欢在双休日"补觉",但事实上双休日补觉后常常感觉还没有平时的精神状态好。每个人每天所需的睡眠时间差异很大,这与人的性格、健康状况、工作环境、劳动强度等许多因素有关,与个人的睡眠习惯、遗传因素也有一定关系。少数人每晚只需睡 5 小时,白天就能精力充沛,保证身体健康状况处于良好;大多数人每晚睡眠在 6～10 小时之间。因此睡眠的好与坏不单纯是以睡眠的时间长短来衡量,只要睡醒后精神状况好、工作学习效率高即可。有研究报道,利用双休日"补觉"来弥补睡眠的做法打乱了身体的节奏和睡眠节律,不利于恢复体力和精力。因此没必要在周末把周内缺睡的时间人为地"补上"。

303.什么是多导睡眠监测

多导睡眠监测是当今睡眠医学领域中一项重要的检查技术,在世界睡眠研究界被认为是诊断各种睡眠障碍相关疾病的"金标准"。它可同时记录、分析患者一整夜睡眠过程中鼾声、脑电、眼电、肌电、口鼻气流、血氧饱和度、胸腹运动、腿动等多项睡眠生理学指标,客观评价患者睡眠质量和睡眠结构,是进行睡眠疾病诊断和睡眠医学研究的一项重要技术。多导睡眠监测主要包括两种检查方法:整夜睡眠监测(PSG)、日间多次小睡潜伏时间试验(MSLT)。两种检查方法的目的不同,针对不同的睡眠障碍可单独或联合进行。PSG 在夜间睡眠时间进行,监测时间一般为 20:00 至次日清晨 7:00。检查前由专业睡眠技师将脑电、眼电、下颌肌电等组件安置固定于躯体相应部位,开启设备后进行数据记录。患者在监测设备的监护下入睡,尽量减少拔除设备导联线的次数,以保证数据的连续性。MSLT 在白天进行,患者需分时小睡 4~5 次,每次小睡 20 分钟,小睡之间间隔 2 小时。通过检查可量化评估日间的嗜睡程度、支持发作性睡病的诊断。为保证准确、有效的 MSLT,必须在患者前夜主要睡眠时段进行 PSG 监测,且至少记录360 分钟的睡眠时间。

304.多导睡眠监测能反映什么问题

多导睡眠监测可用于各种睡眠障碍的评估,如失眠症、睡眠呼吸暂停低通气综合征以及其他睡眠障碍(发作性睡病、不宁腿综合征、睡行症等),有助于对不同睡眠障碍患者进行针对性治疗。

305.多导睡眠监测的注意事项有哪些

(1)监测当天中午不要睡午觉,请自带睡衣和睡裤。

(2)监测当天勿饮酒、茶、咖啡、可乐等饮料。长期服药者是否停药请咨询临床医生。

（3）男性患者监测当天请剃须。

（4）监测前请沐浴，沐浴后勿使用美发、护肤用品。

（5）监测过程中请年轻家属陪护。

（6）MSLT 检查前 2 周应停用兴奋性药物。每次小睡前 30 分钟禁止吸烟，小睡前 15 分钟停止所有刺激性活动。小睡间期尽量保持清醒。

306. 什么是睡眠障碍

睡眠障碍是由于各种心理、社会因素引起的非器质性睡眠与觉醒障碍，通常可分为 4 类：睡眠的发动与维持困难（失眠）、白天过度睡眠（嗜睡）、24 小时睡眠 - 觉醒周期紊乱（睡眠 - 觉醒节律障碍）、睡眠中的异常活动和行为（睡行症、夜惊、梦魇）。

睡眠存在量和质的改变。睡眠量的变化就是睡眠失调，一类是睡眠量过度增多，如各种脑病、内分泌障碍、代谢异常引起的嗜睡状态或昏睡，以及因脑病变所引起的发作性睡病，这种发作性睡病表现为经常出现短时间（一般不到 15 分钟）不可抗拒性的睡眠发作，往往伴有摔倒、睡眠瘫痪和入睡前幻觉等症状；另一类是睡眠量不足的失眠，整夜睡眠时间少于 5 小时，表现为入睡困难、浅睡、易醒或早醒等，失眠由外界环境因素（室内光线强、周围过多嘈杂、坐车船、刚到陌生的地方）、身体因素（疼痛、瘙痒、剧烈咳嗽、睡前饮浓茶或咖啡、夜尿频繁或腹泻等）或心理因素（焦虑、恐惧、过度思念或兴奋）引起。

307. 什么是成瘾

成瘾的概念来自药物依赖（或者说药物成瘾）。成瘾是与人类文明共生的一种现象，它的发生至少有 5000 年的历史，现已发展成为影响人类心身健康的全球性灾难。成瘾行为分为物质成瘾和精神行为成瘾，主要包括处方药滥用成瘾（如止咳药水、复方甘草片等）、阿片类药物成瘾（如吗啡、哌替啶、美沙酮等）、新型毒品成瘾（如 K 粉、摇头丸、冰毒、麻古、五仔等)、传统毒品成瘾(如海洛因、黄皮、大麻等)、安眠药成瘾(如安定、艾司唑仑、三唑仑、阿普唑仑等)、酒瘾、烟瘾、电子游戏成瘾、网络成瘾等行为。目前世界精神病学界已经普遍认为成瘾性疾病尤其是毒品成瘾是一种慢性复发性脑疾病,成瘾不仅是一类躯体疾病,更是一种心理疾病。这样就将从道德角度来看待成瘾性问题转入从医学和心理学角度看待患者,这一转换具有相当重大的意义,将有助于对成瘾性疾病的进一步研究以及正确对待患有成瘾性疾病的人群。

308. 什么是物质成瘾

物质成瘾是由于长期大量使用精神活性物质后出现不可自我控制的、不顾后果的、强迫性的觅药和用药行为,并伴有明显的心理和行为改变,以及不同程度的个人功能、家庭功能和社会功能的损害,引发违法犯罪等诸多方面的问题。临床上主要表现为耐受性增加、渴求感及戒断症状。物质成瘾是一种慢性复发性脑疾病,涉及脑奖赏、动机、记忆及相关神经环路功能和结构的改变,是生物、社会、心理因素共同作用的结果。

309. 什么是网络成瘾

网络成瘾也称网络成瘾综合征、上网成瘾症、网瘾、网络依存症、过度上网症或病态电脑使用等,泛指各种对电脑过度使用,以致影响到正常作息的情况。

310. 如何预防网络成瘾

(1)严格控制上网的时间,一天不宜超过 8 小时。

(2)每天应抽出 2~3 小时与家人和同事进行现实交流。

(3)一旦发现有"网络成瘾症"的各种症状出现,家属要强行限定患者上网的时间并积极寻求心理咨询和药物治疗。

311. 网络成瘾的康复治疗方法有哪些

（1）合理安排时间，鼓励成瘾者积极参加其他活动，多与人交往，注意与亲友、领导及同事的关系。

（2）给予相应的现实生活方面的指导，如对人际沟通上有障碍的使用者，给予交流沟通技巧方面的指导，让其体验到真实人际交往的成功，从而帮助他们重建自信。

312. 常见的成瘾性物质有哪些

成瘾性物质，又称精神活性物质，泛指天然和人工合成的、能作用于人体中枢神经系统、影响使用者精神活动的一类物质。这类物质的共同特点是：影响使用者的心境、情绪、行为，改变意识状态和认知，并有致依赖作用。根据精神活性物质的药理特性，可将其分为以下几类：阿片类、苯丙胺类、可卡因类、大麻类、致幻剂类、镇静催眠药类、酒精、烟草、有机溶剂类。

313. 什么是戒断反应

戒断反应是指因减少或停止使用药物或使用拮抗剂所致的心理生理症状群，可分为两大类：①客观体征，如血压升高、脉搏增加、体温升高、寒战、瞳孔扩大、流涕、震颤、腹泻、呕吐、失眠等；②主观症状，如恶心、肌肉疼痛、骨痛、腹痛、不安、食欲差、无力、疲乏、喷嚏、发冷、发热、渴求药物等。

314. 什么是阿片类药物滥用脱毒替代治疗

替代治疗的理论基础是利用与毒品有相似作用的药物来替代毒品，以减轻戒断症状，使患者能较好地耐受，然后在一定的时间（14 ~ 21 天）内将替代药物逐渐减少，最后停用。目前常用的替代药物有美沙酮和丁丙诺啡，使用剂量视患者的情况而定。

315. 美沙酮维持治疗期间,患者的日常生活要注意哪些方面

(1)患者应按医嘱规律服用美沙酮,坚持每日服用合适剂量的美沙酮。

(2)当出现疾病、疼痛及任何身体不适时主动寻求医生的帮助,及时治疗。

(3)脱离以前的毒友,建立新的无毒朋友圈。

(4)养成新的健康的生活方式和习惯,逐渐培养新的爱好。

(5)不饮酒,不使用其他毒品。

(6)学会在喜怒哀乐时不要用毒品来解决问题,学会应对问题的新技能和新办法。

316. 美沙酮对吸毒者有什么帮助

服用美沙酮可以在 24～36 小时内有效地控制海洛因、鸦片的毒瘾,在维持治疗中使用恰当剂量的美沙酮时,不会使服用者过度镇静和产生快感,而且美沙酮的副作用很小。所以服用美沙酮的人可以正常地生活和工作,成为社会上有用的一员。

317. 药物滥用成瘾康复中群体治疗的作用是什么

群体治疗使患者有机会发现他们之间共同的问题,制订切实可行的治疗方案;能促进他们相互理解,让他们学会如何正确表达自己的情感、意愿,使他们有机会共同交流戒毒成功的经验及失败的教训;也可以让他们治疗期间相互监督、相互支持,促进他们与医生保持接触,有助于预防复吸、促进康复。

318. 家庭治疗在药物滥用成瘾康复中的作用是什么

家庭治疗强调人际间、家庭成员间的不良关系是导致吸毒成瘾、治疗后复吸的主要原因。有效的家庭治疗技术能打破否认,打破对治

疗的阻碍,促进家庭成员间的交流。

319. 酒依赖的康复治疗方法有哪些

酒依赖经过前期的戒酒治疗及对症治疗等结束之后,患者回到社会,为避免复发,应采用康复治疗,如改善环境、参加各种文体活动、激发保持长期戒酒的愿望,促进职业康复。参加各种形式的戒酒组织和戒酒协会,通过定期活动,酗酒者可以感受到其他成员因酗酒或酒精所致各种严重后果的实例,从而引以为戒,同时还可以从他人的经验教训中获得启迪,或为他人提供帮助,从中找回以往只能在饮酒中才能体会到的自尊和自信。每一位戒酒者坚持参加戒酒组织 2 年,有利于保持长期戒酒。

320. 孩子患有精神疾病,家属应该怎么办

孩子是家里的希望,当孩子有病时家长肯定很紧张、焦虑,但只是着急是没有用的,正确的方法如下:

(1)家属在发现孩子跟平时的表现不一样时,先不要慌张,仔细观察孩子的情绪、行为、作息规律及认知方面的变化,记录清楚。

(2)到专业的医院就诊,听从医生的意见进行规范的治疗,要有良好的服药依从性,不可以到处乱就医,随意换药、加药或者停药。

(3)要多和孩子沟通,及时疏导孩子的不良情绪,确保孩子周围环境安全,指导孩子正确认识疾病,鼓励孩子树立战胜疾病的信心。

(4)当孩子情绪稳定后,家人与孩子可以共同制订一个生活和学习计划,培养孩子的生活习惯和自理能力。

(5)家人可以鼓励孩子多参加社交活动。

(6)有条件的家庭可以在本地聘请心理咨询师做家庭心理顾问,或者定期请心理专家对患者进行行为治疗和训练。

(7)对于孩子的异常言行,家人要给予理解和接受。支持孩子自学或参加培训。

321.孩子学习压力大,家属应该怎么办

当孩子压力过大时,可能会导致行为及情绪的变化,所以家长要及时给予疏导,缓解孩子的压力。

(1)家长不要给孩子过大的压力　根据孩子的实际能力制订一个合理的目标,多关注孩子的进步,对孩子多表扬、少批评,和谐的家庭环境可以减轻孩子的心理压力。

(2)时刻关注孩子的心身健康　时刻关注孩子的不良情绪,及时与孩子进行有效的沟通,认真倾听孩子的诉说,有效地开导和指点,帮助孩子解决问题,缓解孩子的心理压力。

(3)教会孩子勇敢面对挫折　多给孩子讲解一些励志的故事及名人的励志电影,让孩子从中吸取经验,强大内心,勇敢面对困难和挫折。

(4)指导孩子把压力变成动力　当孩子遇到困难或者挫折时,指导孩子看到这些挫折有利的一面,不要被困难打倒,激励孩子努力向上,既能缓解孩子的心理压力,又能促进孩子前进。

322.孩子网络成瘾该怎么办

目前网络成瘾是很多孩子存在的问题,它直接影响孩子的学习、健康及家庭的和睦,给孩子及父母都带来很大的困惑。面对这种问题时,家长应该做到以下几点:

(1)孩子出现网瘾是很长时间社会问题、家庭问题、个人问题的积累,所以我们的第一要点就是——要耐心!

(2)网络游戏具有简单、可控制、有成就感、能及时获得反馈、能与同辈交流的特点,那么当孩子的家庭生活也具有以上特点时,孩子就可能会远离游戏而回归到家庭生活。

(3)要给孩子高质量的陪伴,跟孩子在一起时,既能够作为父母去照顾他,同时又能让他有和同辈交流一样的体会,如给孩子讲你有时也很难过,有时也会犯错误等,让孩子感到你跟他像朋友。

（4）可以允许孩子先按照他自己的节奏走，可以跟孩子一起打游戏，走进孩子的世界，体会孩子从网络游戏中获得的欢乐，然后在生活中从其他方面帮助孩子获得同样的欢乐。

（5）不能采取极端的态度，如不能说"从此不再玩游戏"。任何极端的事情都蕴含着很大的风险。可以让孩子在网上帮你查资料、做全家旅游的攻略、打印家里的账单等，使孩子用网络的方式发生改变，获得不同的成就感。

323. 孩子无故不愿意和父母沟通，该怎么办

青春期的孩子不跟父母沟通是很常见的问题，孩子不愿跟父母沟通，父母就无法了解孩子的学习、健康等情况，如果采取一些极端的方法会适得其反，使父母与孩子的关系更加恶化。因此，父母应该在以下几个方面注意：

（1）学会倾听　倾听是沟通最好的语言。家长往往忽视倾听，喜欢在孩子讲话时打断孩子，自己主观臆断，最后孩子就会不愿跟父母交流。

（2）尊重　尊重是沟通成功的秘密。青春期的孩子非常希望得到别人的尊重，并不是父母对什么事都大包大揽，孩子就高兴。

（3）帮助孩子理清千千心结　孩子进入青春期会有更多的烦心事，他们不知道怎么处理，如果家长能够帮助孩子处理这些事情，孩子肯定非常乐意与父母沟通。

（4）适度地与孩子沟通一些敏感的话题　如早恋，其实孩子的两性情感依恋是自然而然的事情，青春期异性吸引是青春期孩子生理、心理和情感变化的必然结果，家长要正确对待，正确引导孩子。

（5）设身处地看孩子的大事情　我们成人认为的小事往往是青春期孩子不能释怀的大事，特别是同伴之间的看法他们会特别在乎，家长要设身处地站在孩子的角度去理解、体会，这样才能够找到沟通的语言。

（6）从心灵出发才能到达灵魂深处　沟通的前提是要放下对与

错,首先营造一个平等的家庭交流氛围,学会倾听,尊重孩子,沟通时必须付出真心和真情。

(7)不能拿孩子与别人比 和别的孩子比较只能使孩子丧失自信心和自尊心。

324. 孩子注意力不集中是病吗

注意力不集中是指注意的集中性、稳定性和选择性等特征上的异常。我们要从以下几个方面来判断:

(1)看注意力不集中的频率 影响注意力不集中的因素有很多(如情绪、压力、心事等),如果孩子只是偶然出现是正常的,如果经常出现就要考虑是否是疾病造成的。

(2)看是否有其他方面的表现 如是否存在精力旺盛、闲不住、上课坐不住、扭来扭去、东张西望、不听老师指令、自控能力差等,如有,就要考虑是否是多动症造成的。

(3)要与日常调皮分开 孩子在不同年龄阶段注意集中的时间不同,随着年龄增长而逐渐延长,爱调皮捣蛋也是孩子的天性,但如果孩子是不分场合、我行我素、自控能力非常差,家长就要重视了。

(4)其他疾病 除多动症之外,其他方面的疾病也会导致孩子出现注意力不集中的情况,如抽动症、遗尿症等,每个孩子的情况都是不一样的,如果孩子有其他方面的异常就要及时到医院进行治疗。

325. 儿童患精神疾病的原因有哪些

影响少年儿童心理障碍的因素主要有以下几个方面:

(1)少年儿童自身的人格弱点 它是其心理问题产生的主要因素。儿童青少年处在自我意识逐渐加强期,独立性与依赖性同在,自觉性与幼稚性并存。他们一方面发现新的自我,要求独立自主;另一方面又表现得非常幼稚,缺乏必要的分析判断能力,他们年龄小、阅历浅、知识少,不善于用理智控制自己的情绪,感情不稳定,经不起外界的诱惑,在消极因素的影响下,容易形成狭隘的意识以及不良的心态。

（2）家庭环境的影响　家庭是少年儿童发展的基础和主要场所，家长的教育方式和家庭成员之间感情的融洽程度是影响孩子心理健康发展的重要因素。对孩子的教育一般有两种错误态度：第一种是对孩子要求过高，教育方法苛刻，打骂，要求绝对服从，这样的孩子自尊心受到伤害，心理压力过大，最终容易形成忧郁、孤僻、退缩、逆反心理。第二种是对孩子娇惯溺爱，百依百顺，这样的孩子往往存在自私自利、任性、蛮横、懒惰、依赖等不良心理。另外还有离异家庭的孩子会产生消极情绪，如不爱学习、敌视同学等。

（3）学校教育失误　学校片面地追求升学率，忽视学生的心理教育。教师缺乏心理学知识，教育方法简单、粗暴甚至讽刺、挖苦学生等。这些都会严重影响孩子正常心态的形成。

（4）社会消极因素的不良影响　不良的社会舆论导向、不择手段的利己主义、不健康的传媒影响等使孩子在纷繁复杂的外部世界面前感到无所适从，这对他们人格的健康发展是非常有害的。

326. 什么是青少年社交恐惧症

社交恐惧症是临床上最多见的、青少年人群中发病率最高的恐惧症。其核心特征是患者恐惧社交场合，害怕与人交往、与人接触，误以为在与人交往时自己的精神或心理方面会受到这样或那样不利的"影响"，因此回避社交。

327. 青少年患社交恐惧症时应该怎么办

（1）对自己要充满信心　告诉孩子，世界上没有十全十美的人，也就是说每个人都有不足之处，所以既不要无限夸大别人的优点，也不要随意放大自己的缺点。

（2）做一个克服恐惧的计划　有的孩子不敢看生人、老师和同学的眼睛，针对这种情况做一个计划，如先和父母交谈并注视他们的面部，当你感觉没有恐惧了，然后再和老师交谈。这样循序渐进，最后达到和陌生人交谈的水平。

（3）适当的时候来点"阿Q精神"　作为学生，每天都在学习生存的知识、技术、技能，如果已经非常熟悉或做事非常完美了，那么我们也就不把自己称为学生了。所以不必过分在意自己所讲的内容别人能否听懂，适当的时候来点"阿Q精神"，比如"嘲笑他人者不如人"，这样可以缓解自己的紧张和恐惧情绪。

（4）不要害怕让别人失望　我们在任何时候、任何情况下，都不可能满足每一个人的愿望。所以，只要我们尽到了自己最大的努力，那么就不必介意别人怎么想、怎么看。

（5）增加与同学交流的机会　积极参加集体活动，特别是参加有许多同学参与的文体活动。这样一方面可以让自己枯燥的日常生活变得丰富多彩，更重要的是让自己通过与同学的自然接触，以缓减自我感觉被他人关注的焦虑和紧张，进而达到顺其自然与他人接触的目的。

328. 什么是阿尔茨海默病

阿尔茨海默病是一组病因未明的原发性退行性脑变性疾病。多起病于老年期，潜隐起病，缓慢不可逆的进展，临床上以智能损害为主。起病缓慢，早期以轻度的遗忘和性格改变为主，如主观任性、顽固自私，往往不被家人注意。患者近记忆明显减退，如经常忘事，丢失物品，做事丢三落四；逐渐加重甚至智能活动减退，不能料理家务，不能自理生活，甚至不能回答自己的姓名和年龄；进食不知饥饱，外出找不到家门，将收集的废品当作宝物；睡眠规律改变，白天卧床，夜间不睡；有的患者还可能有片段的妄想，如怀疑有人偷了他的东西，怀疑自己老伴有外遇，怀疑有人要害他等。

329. 老年痴呆是不是一种疾病

很多人认为人老了就会出现记忆力下降，认为这是一种自然规律，无须治疗。其实，老年痴呆与正常老年人记忆下降是有本质区别的，如用线索回忆，正常老人的记忆力下降如果接受一些提示，是可以进行正确回忆的,但痴呆患者面对线索也无法回忆。最常见的老年痴呆又称阿尔茨海默氏病性痴呆,属于一种神经退行性疾病,是由于大脑内出现异常的淀粉样蛋白沉积,造成神经纤维缠结,从而影响正常的记忆过程及其他精神活动。因此老年痴呆与正常老化是有区别的,老年痴呆是一种神经系统疾病,可以表现为认知(注意力、记忆力、判断推理能力、语言功能等)下降以及精神行为症状(抑郁、焦虑、幻觉、妄想、冲动等)。

330. 如何护理阿尔茨海默病患者

(1)耐心　由于阿尔茨海默病患者的理解力、记忆力出现减退,因此在接受指导时大多反应较慢,或因遗忘护理者的要求而停滞不动。护理者需不急不躁,多给患者一些时间,并心平气和地反复指导,方能取得更好的效果。

(2)自我调适　护理阿尔茨海默病患者是一项长期而艰苦的工作,为护理人员提供良好的生活和社会支持,将有助于他们保持积极乐观的心态,避免因他们的情绪波动带给患者额外的压力。

(3)尽量维持环境的恒定　尽量保持患者生活环境中的各种事物恒定不变,必须改变时要采用缓慢渐进的方式。阿尔茨海默病患者学习新事物的能力很差,生活环境的改变会使其不知所措,加速自理能力的下降。但现实生活中的变化总是难免的,护理者应尽量使这一变化小一点、慢一点,并反复教导和训练患者适应新环境。

(4)其他　阿尔茨海默病给老年人带来的伤害是非常严重的,因此,大家一定要多关心自己身边的老年人的身体状况,帮助他们尽可能地远离阿尔茨海默病。同时,在饮食方面也要加以注意,多吃一些对病情有帮助的食品。

331. 老年痴呆要不要接受治疗,如何预防

老年痴呆需要接受治疗,早期进行系统的干预,可以提高患者的生活质量。

目前主要包括药物治疗、心理治疗、康复治疗以及其他辅助治疗等。预防的措施包括：勤奋学习，科学用脑；广交朋友，拓宽交往；加强锻炼，增强体质；开朗乐观，心理平衡；加强营养，调整饮食。

332. 在老年痴呆患者康复过程中要注意什么

（1）尽可能安排患者生活在熟悉的环境中，如必须住院者则应准备类似家庭生活的条件。由于患者大多存在生活自理困难，除耐心护理照顾外，要反复多次示范和手把手带教，并反复训练以养成习惯。努力培养患者的认知功能，反复地训练定向力、记忆力、辨认力及日常简单事务操作力。

（2）对早期患者，可使用支持心理治疗。尽量安排平静安稳的环境，以避免产生紧张不安的体验，也要注意保持亲切和蔼的态度以增进其安全感。尽可能地安排恰如其分的作业训练内容和项目，一般以不费体力、不费目力、不计效率、没有危险性和较易接受的简单操作为妥。

（3）在可能范围内也要鼓励其进行适当的体力活动和锻炼，同时关心饮食和营养状况，注意确保营养和水分的摄入，以支持其躯体功能并可以适当参加生活活动。

333. 怎样让老年患者获得高质量的睡眠

（1）要适应生物钟的变化　早睡早起，在傍晚困倦时就睡，不要为睡眠时间太少而发愁。

（2）要调节生物钟的变化　使睡眠的生物钟状态尽量与自然周期同步。老年人每天应尽量在户外度过黄昏时光，在太阳还未下山时就去户外散步、培植花草等，使身体能感受到阳光而推迟困倦的感觉；而清晨则应避免光线的刺激，清晨外出散步时应戴太阳镜，因为光线主要是靠眼睛来感受的。逐渐使老人的生物钟与自然周期尽可能地同步，使睡眠与夜晚同行。

（3）适当的运动　适当的运动也可以促使大脑生成一种令人镇静

和舒适的物质,即内啡肽。对于退休老年人来说,每天下午快走 30 ~ 60 分钟,睡前泡澡或洗脚也可以帮助入眠。

(4)食疗法　如小米、牛奶、蜂蜜等可使人安然入睡。

(5)音乐催眠　临睡前,来一段柔和、舒缓的音乐对尽快入睡有一定的效果。

(6)良好的生活习惯　例如:合理饮食,晚饭不过饱,睡前两小时不进食、不吸烟、不喝浓茶;卧室应安静,室温适宜,尽量减少声、光的刺激;保持情绪稳定等。

附件:心理康复的方法及案例

 ## 1. 精神分裂症患者的家庭心理治疗

精神分裂症患者的康复过程中,除了维持药物治疗外,还要进行一定的心理治疗,这样有助于患者社会功能的恢复。

(1)家属应对患者表示尊重、关怀,满足其合理需求,当其出现错的行为模式时,要注意教会其正确的方式,一旦其出现对的行为模式,要及时予以鼓励和表扬。

(2)当患者出现对自己或他人的危害行为时,要耐心与患者讨论、分析不良行为对人对己的危害性,并鼓励其改进。

(3)注意观察患者在生活中不适当的人际交往行为,鼓励其学会凡事要为别人着想,逐步做到能根据实际情况适当延迟满足个人的欲望。

2. 缓解焦虑情绪的方法

(1)有氧精神运动　这是一种比较简单的预防焦虑症的方法。所谓有氧健身运动,是指开展一些运动强度不算大、运动量适中、运动中心率不过快、运动后感微汗和舒适的运动项目,最常见的项目如快步走、慢跑、骑自行车、游泳、打羽毛球、打门球、练健身操、跳广播操、打太极拳、跳舞等运动。

(2)积极的自我疏导　这一方法是指在出现轻微焦虑时,自己就要有意识地去调整。这是一种比较常用且有效的预防焦虑症的方法。当你出现焦虑时,首先要意识到这是焦虑心理,要正视它,不要用自认为合理的其他理由来掩饰它的存在。

(3)树立信心　要树立起消除焦虑心理的信心,充分调动主观能动性,运用注意力转移的原理,及时消除焦虑。当你的注意力转移到新的事物上时,心理上产生的新的体验有可能驱逐和取代焦虑心理。

(4)行动起来　自己在做哪方面的事情时会焦虑,这时不要选择逃避,而是要为其做准备,通过实际行动也会大大地降低焦虑。焦虑症状的缓解不是一个一蹴而就的过程,如果在一段时间内焦虑情绪没有得到缓解,要及时来医院寻求专业的帮助。

🔥 3. 改善抑郁情绪的方法

(1)拓展自己的兴趣范围　多发展探索自己的兴趣爱好,人的兴趣不可能是唯一的,只要你积极发展总会有的,自己的兴趣范围大了,人就会变得更开朗,相应地也会缓解自己压抑的心情。

(2)承认自己的失败　有些人一旦失败就会很沮丧,而且很难从失败的阴影中走出来。其实,每一个人都会发生失败的事情,这很正常,但是抑郁的人往往不承认自己失败,不愿意接受失败的事实。要想重新过生活,正确的做法是承认自己的失败,认识真实的自己。

(3)在抑郁状态下,不放弃自己的学习、家人、朋友和工作　有人抑郁后什么都不想干,也不想理任何人,甚至包括自己的家人。其实,这么做只会加重负面情绪,一个人在抑郁的情况下,如果能够做到继续学习、工作,那么原有的不良症状会慢慢地得到缓解,起码有事情做比较充实,还可以和同事聊天,对家人不要冷漠,他们会给你很多温暖。

(4)生活有秩序,养成良好的习惯　做什么事情都井井有条,按要求排队,约定的时间按时到,这样会给别人留下良好的印象,或者受到赞许,这样你的心情会很好,养成良好的习惯,会让你有成就感。

(5)注意自己的形象　有抑郁情结的人,要注意自己的形象,不要邋遢、蓬头垢面的,不干净的形象再加上你抑郁的眼神,会让别人更想远离你,你要让自己衣冠整洁、头发干净,这样别人会愿意接近你,即使有抑郁的眼神,人们也会觉得你是美的,这样会让你更有自信。

(6)将每天美好的瞬间记录下来,并且到晚上看一看　如果你哪一天看到了美好的事物,可以用笔记下来,也可以用拍照的方式记录下来,美好的东西会令人心情愉悦,这样抑郁情绪会改善些。

（7）刻意让自己微笑。

（8）学习新知识、新技能　人们在学习新东西的时候都会有新奇的感觉,新领域对你来说是陌生的、新鲜的、有挑战的,在学习新知识、新技能的时候,会让你渐渐忘却你是抑郁的。

（9）多跟有正能量的人或者朋友交谈　人的情绪是会互相影响的,如果你不喜欢笑,但是身旁的几个人都在开怀大笑,相信你会受到快乐情绪的感染,由衷地笑起来,所以跟积极有正能量的人交朋友,慢慢地你也会变得积极而阳光。

4. 在家庭治疗中如何更好地奖励精神病患者

（1）需求调查　在与患者的交谈及日常生活的观察中找到患者感兴趣的东西,包括精神层面,如患者希望得到怎样的赞美或肯定,对什么样的文化产品(书籍、音乐等)感兴趣等;物质层面包括具体的物质和活动,即患者希望参加什么样的活动,如跑步、跳绳、唱歌等。

（2）强调正面鼓励机制　在家庭护理与日常的生活中,不轻易否定患者,如果患者在某一方面有明显的进步,要及时给予奖励;如果患者进步并不明显,也不要表现出失望,而是多用"做得不错,如果能更加……就会更好"之类的引导方式。

（3）合适的奖励　及时给予合适的奖励,比如物质奖励,有的患者在服药时不依从,则告诉患者"如果你不能按照规定吃药,我也没有办法,但是我这里有你最喜欢吃的……只要你按时吃药,我会把……给你,不然我只能自己享用了。"注意在进行物质奖励的时候,要循序渐进,不要从初次就给予太多的奖励,比如第一次奖励 1 颗糖果,之后在一段时间内都稳定在 1 颗,但告诉患者,如果患者可以坚持 1 周到 2 周或者更多的时间,就能一次性获得更多的糖果。在精神奖励方面,主要强调进步,当患者服药一段时间后,询问自己的病情时,给予积极肯定的回答。

5. 王磊的蜕变史

王磊是一间社区超市的老板,每天在自己的小店里忙着进货、为顾客介绍商品、打扫卫生,虽然有些羞涩和内敛,但每天还是认真且快乐地忙碌着。谁都想不到 6 年前还在被精神疾病折磨的他今天会有这样的变化,而这一切的变化都要从他接受日间康复治疗开始。

第一次见到王磊是在 2015 年年底,那年 23 岁的他,已经被确诊为精神分裂症,病史 5 年,住过 2 次院。这次住院经过药物治疗,精神症状已经得到了明显改善,但在社会功能方面还存在着一定的问题,所以在主管大夫的建议下来进行日间康复治疗。家属说他们现在特别苦恼,不知道应该怎么办,为这个孩子操碎了心,孩子在家不讲究卫生,连换洗衣服也要父母再三地催促才去,他整天在家里无所事事,还经常因为一点小事和父母争吵,没有自己的朋友,也不知道将来要做些什么。了解了患者的基本情况后,我们签订了日间康复治疗知情同意书并评估了王磊的实际情况,根据 MOHO 理论分析了王磊的问题,共同制订了康复治疗目标,我们的日间康复就正式开始了。

结合王磊的情况,我们对他的康复治疗分为两部分内容,一是针对家属,我们给王磊的父母讲解精神疾病的相关知识、家庭的护理方法,对家属进行心理辅导等,首先为王磊的康复提供一个良好的家庭环境。其次针对王磊自身,我们采用个体和团体治疗相结合的形式,进行疾病症状的自我监控训练、药物自我处置能力训练、自我生活能力训练、情绪控制与压力管理、认知矫正练习、社交技能提升训练、职业训练与规划、回归社会技能模拟这 8 个方面的训练。

随着我们每周 1～2 次的日间康复不断地推进,王磊开始自己收拾屋子,管理个人卫生,不需要督促便去服药,家庭争吵越来越少。后来他能够主动打扫卫生,吃完饭收拾桌子,开始和父母聊天,想去交朋友等,这一系列的变化都让我们感到欣喜,也让他的父母看到了新的希望。王磊的情况有一些改善后,我们和主管医生及家属共同商讨,王磊的父母决定为王磊开一间小超市。虽然我们对于可预见的问题做了许多预防措施,但是开始经营的时候王磊还是出现了一些问题,我们及时调整了治疗方案。又经过一段时间治疗,王磊已经可以独自从事小卖部的日常工作了。现在王磊白天在超市经营着自己的小生意,爸爸妈妈下班后会到超市帮助他整理和收拾,一家人在一起聊聊当天发生的事情,其乐融融地生活着。

目前王磊的情况比较稳定,但还会坚持每月 1~2 次的日间康复治疗。在 1 年多的治疗中,他们从未间断过,每次他父母都会带他走 3 个小时的路程,从周边的城市来到我们医院,这样的支持和付出感动了我们的每一位工作人员,也让他们收获了甜蜜的幸福。王磊的改变与家人的支持和自己的努力及医护人员的精心指导是分不开的,看到他能有这样的变化我们都很欣慰,也希望日间康复治疗能让越来越多的人受益,为更多的患者和家庭带去一个崭新的开始。

6. 小赵的新工作

小赵是某医院一位长期住院的患者,大概在 18 年前,当时的他从学校毕业不久,已经有了稳定的工作,可以独立生活、养活自己,可谁曾想其突然起病,出现了幻听、疑人害己等精神病性症状,甚至还出手打伤了自己的家人,在不得已的情况下,家人将其送至医院接受治疗。年纪轻轻的他,就已被诊断为精神分裂症,同时也因为疾病,其无法正常工作,每月只能领几百元的补贴。就这样,他成为了家人的负担。

在医院经过一段时间的治疗,小赵的症状有了明显的好转,经医生评估后,小赵出院了,但出院后,因其不能按医嘱服药,导致疾病再次复发,并有了加重的趋势,再加之父母年迈,无力照看他,就这样小赵自发病以来前后住院 14 次。疾病本身的影响,导致他不与人来往,对周围人冷漠、懒散、不注重个人卫生、社会功能下降,对自己的未来也没有任何打算。近一两年来,经过系统治疗,小赵的精神病性症状得到了很好的控制,自知力也部分恢复了,但是仍然存在生活懒散、与人交流少等问题。

2016 年 9 月,西安市精神卫生中心职业功能训练基地——康复之家小铺成立了。小赵在经过了治疗师的评估之后,在这个便利店里开始了他的职业功能训练。令人高兴的是,小赵自从在便利店开始工作后,经过治疗师的耐心指导,他不仅能够主动地询问顾客需要的东西,而且积极为顾客介绍住院时病区允许携带的日常用品、需要注意的地方,同时还将自己发现的问题及时与我们沟通。有次在便利店陪伴他值班时,看到一位家属带着自己年龄不大的孩子来买东西,嘴里还不时地告知孩子:"没事,我们住院治疗一段时间也能好的,你看人家都能够在这里卖东西,你也会变得越来越好的。"现在的小赵,有了固定的工作岗位,每个月也可以通过自己的努力赚取一部分零用钱,同时他也可以帮助病区护士看管新入院的患者,做一些力所能及的工作,并且可以很自如地和陌生人交谈。

2016 年年底,小赵的交往焦虑量表得分为 54 分,已经降低了 19 分;自尊量表由 34 分提升至 37 分。看到小赵通过职业功能训练这种形式所取得的进步,看到他身上所发生的变化,医护人员们倍感欣慰。

注:以上两个案例的主人公均为化名。